이상한 나라의 모자장수는 왜 미쳤을까

이상한 나라의
모자장수는
왜 미쳤을까

현대 의학으로 다시 읽는 세기의 고전

유수연 지음

에이도스

들어가는 글

어렸을 적 책을 읽는 것을 정말 좋아했습니다. 안데르센, 페로, 그림 형제가 쓴 동화 모음집이라든가, 어린 나이에는 상상할 수 없이 멀게만 느껴지던 먼 나라들의 신화와 전설에 관한 글이 가득 담긴 책, 혹은 세계 명작 소설이라는 문구가 표지에 붙어 있는 책을 말이죠.

책을 읽으면서 여러 가지 마법과 신비한 동물, 요정이나 신들에 대해 상상하기도 하고, 그런 세계에 가보고 싶다는 소원을 빌어보기도 했으며, 제가 동화나 소설 속 주인공이 된 것처럼 감정을 이입해가며 '나라면 저 상황에서 어떻게 할까?' 하는 생각을 하기도 했습니다. 저의 어린 시절은 책과 그 안에 담긴 수많은 이야기 덕분에 매일매일이 새로운 모험과 다양한 체험으로 가득 차 있었습니다.

하지만 시간이 지나 어른이 되고, 의사가 되어 바쁜 나날을 보내다 보니, 어린 시절 읽었던 이야기를 한동안 잊고 지냈습니다. 현실에 부대끼며 넘쳐나는 일을 처리하고 전공과 관련된 공부를 하는 것만으로도 하루 24시간이 모자랄 정도였으니까요.

그러다가 문득, 이야기를 다시 읽고 싶다는 열망이 솟아났습니다. 계속 바쁘게 살면서 조금 지쳤던 것일 수도 있고, 나이가 들고 경험이 늘어난 만큼 조금은 저만을 위한 시간을 낼 마음의 여유가 생겼는지도 모르겠습니다. 어쨌든 제가 예전에 읽었던 이야기를 다시 찾아보고 싶어졌습니다. 어른이, 그리고 의사가 된 후 다시 읽은 이야기는 매우 새롭게 다가왔습니다. 어린 시절처럼 그 이야기를 있는 그대로 감상하는 대신 제가 그동안 배운 의학 지식으로 약간은 다르게 해석해볼 관점을 얻었다고나 할까요?

어린 시절에는 별 생각 없이 읽고 넘겼던 이야기 속의 신기한 부분들, 이를테면 이상한 나라의 모자장수가 왜 미친 사람처럼 행동한 것인지, 빨간 구두를 신은 소녀가 끝없이 춤을 추게 된 것이 정말 구두에 걸린 마법 때문인 것인지, 성냥팔이 소녀는 왜 성냥불에서 환상을 보다가 죽게 되었는지, 돈키호테가 풍차를 거인으로 착각하고 돌진한 이유는 무엇인지와 같은 의문을 의사의 시각에서 다시 생각해보고 이야기 속 상황을 적절하게 설명할 수 있는 의학 지식을 찾아보는 식으로 말이죠.

물론 순수하게 있는 그대로의 이야기를 받아들이는 것도 정말 즐거운 경험이었지만, 의사로서 '이야기를 진찰하는 과정' 역시 정말 흥미롭고 재미있었습니다. 제가 느꼈던 즐거움을 이 책을 읽는 분들과 나눠보고자 합니다. 여러분을 다양한 이야기 속으로의 여행에 초대합니다. 함께 떠나보시죠.

차례

| 2부   오래된 현재 |

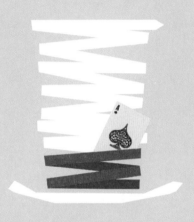

19세기의 그림자

19세기는 역사적으로나 또 과학이나 의학에서도 많은 변화가 있던 시기였습니다. 21세기를 살아가는 우리의 기준으로 보면, 과거의 흔적이 여전히 남아 있으면서도 현대로의 길이 열리는 관문과도 같은 시대였습니다.

19세기에 나온 문학작품을 보면, 예상 외로 굉장히 현대적인 관점이 들어 있기도 하지만, 또 한편으로는 현대를 살아가는 우리로서는 이해할 수 없을 만큼 비과학적이거나 상식과는 많이 어긋난 모습이 나타나기도 합니다. 아마 22세기나 23세기를 사는 미래의 사람들이 우리의 이야기를 본다면, 이와 비슷한 생각을 할지도 모르겠습니다.

1부에서는 지금으로부터 가장 가까운 과거인 19세기의 작품을 살펴보면서, '작품 속 사건들을 현대 의학적으로 어떻게 해석할까?', '현대 의학이 개입했다면 등장인물들의 삶이 조금은 달라질 수 있었을까?'와 같은 가정 혹은 상상을 가미해가며 이야기를 구성해보았습니다.

1
모자장수처럼 미친

『이상한 나라의 앨리스』는 루이스 캐럴(Lewis Carroll)이 1865년에 출판한 아동 소설이자 영국 최고의 고전 중 하나로 불리는 작품입니다. 원전을 읽어보지 않은 분들도 디즈니에서 만든 애니메이션이나 영화로 접하고 대강이나마 스토리나 등장인물에 대해 알고 있을 것입니다. 일반적으로는 1951년 디즈니에서 만든 장편 애니메이션이 가장 유명한데, 이 작품은 현재까지 이어지는 금발 머리에 파란 원피스를 입은 앨리스의 이미지 형성에 막대한 영향을 끼쳤습니다.

줄거리를 간략하게 정리해보자면, 귀여운 소녀(원작에서는 일곱 살)가 토끼굴을 통해 땅속에 숨겨져 있는 '이상한 나라'로 들어가 온갖 특이한 등장인물들을 만나고 마지막에는 하트 여왕을 만나 그녀가 주관하는 이상한 재판에서 증인이 되었다가 결국 카드 병정들에게 쫓기던 중 꿈에서 깨어난다는 아동 판타지의 정석과 같은 내용입니다.

해터스 쉐이크(hatter's shakes)

책에 나오는 등장인물 중 주인공 앨리스를 제외하고 가장 인지도가 높은 것은 아마도 미친 모자장수(Mad Hatter: 매드 해터)와 체셔고양이일 것입니다. 〈그림 1-1〉은 초판본에 들어가 있는 매드 해터의 삽화로 존 테니얼(John Tenniel)이라는 사람이 그려 넣었는데요, 이 삽화는 소설 못지않게 유명 해졌습니다. 그런데 소설 속 등장인물 매드 해터의 기원을 놓고 여러 이야기가 있는데, 그중 하나는 이렇습니다.

소설이 출간된 19세기 말에 런던 근교에서 모자를 만드는 기술자들 사이에서 수은(mercuric nitrate)중독 증상으로 인해 이상 행동이나 손 떨림 등을 보이는 경우가 많았습니다. 이에 '모자장수처럼 미친(as mad as a hatter)'이라는 관용어구가 생길 정도였습니다. 매드 해터는 바로 이런 사람들에 착안해서 루이스 캐럴이 만든 인물이라는 설입니다.

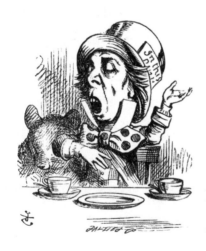

그림 1-1 미친 모자장수라는 뜻의 매드 해터. 매트 해터가 쓴 모자는 톱 해트로 19세 기 말에서 20세기 초까지 남성 패션에서 가 장 중요한 아이템 중 하나였습니다.

실제 영어 단어 중에는 '해터스 쉐이크(hatter's shakes: 직역하면 '모자장수의 떨림'으로, 수은중독을 뜻합니다)'라는 것이 있는데, 이는 수은 증기에 노출된 노동자들이 손을 떨고, 우울이나 불안, 복통을 호소하는 것을 보고 만들어졌다고 합니다.[1]

모자를 얼마나 많이 만들어 썼기에 이와 같은 산업 재해가 발생했을까 싶으실 텐데, 19세기 말에서 20세기 초까지의 남성 패션에서 가장 중요한 아이템 중 하나가 바로 이 톱 해트(top hat)였습니다. 멋을 아는 신사라면 응당 톱 해트 모자와 슈트를 갖춰 입고 다니는 것이었죠.

남성뿐만 아니라, 여성들도 모자를 많이 썼고 이 모자를 만드는 재료로 펠트가 필요했습니다. 모자의 형태를 잡을 때 사용할 직물로서 적합했기 때문이죠. 그런데 이러한 펠트를 만드는 과정에 수은이 필요했습니다.

펠트를 만들려면 양모(혹은 낙타나 비버 같은 동물의 털)와 다른 섬유의 혼합을 위해 수분, 열, 압력을 가하여 문지르는 과정이 필요합니다. 이때 수은을 사용했고, 수은의 유독성을 몰랐던 노동자들은 이때 나오는 증기를 고스란히 쐴 수밖에 없었습니다. 〈그림 1-2〉에 나오는 댄버리(Danbury) 펠트 공장 역시, 펠트 생산 공정에서 수은 증기를 쐬는 일이 많았고, 그래서 이 공장 출신 노동자들이 손을 떠는 모습을 댄버리 쉐이크(Danbury shake)라고 부르기도 했습니다.

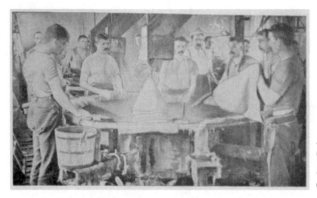

그림 1-2
댄버리의 펠트
모자 공장 풍경
ⓒ J. Moss Ives

미나마타의 비극

만성 수은중독의 결과는 다양한 신경학적 이상 증상으로 나타날 수 있는데, 그에 대해 잘 알려지게 된 사건이 바로 1956년 일본의 구마모토현 미나마타 시에서 일어났습니다.

마을 근처에 있던 공장에서 메틸수은이 포함된 폐수가 방류되었고, 그 폐수에 오염된 물고기를 먹고 피해를 입은 환자가 2000명이 넘었죠. 유기 수은은 신경계를 침범하는데, 처음에는 무기력증과 피로, 우울증 등을 일으키다가 나중에는 발음 이상, 떨림, 운동 실조(균형을 못 잡고 사지를 가누기 힘든 증상), 혼돈 등의 증상을 일으킵니다.

환자들은 수십 년 동안 증상에 시달리기도 하고, 수개월 만에 사망하기도 했습니다. 이렇게 많은 사람을 고통으로 몰아넣었던 수은중독 질환에 미나마타병이라는 이름이 붙게 되었는데, 이 병은 환경오염에 의해 발생한 건강 문제로 큰 사회적 반향을 일으켰습니다.

수은중독의 위험성과 그로 인한 신경계 증상들을 살펴보면, 매드 해터라는 등장인물이 수은중독 증상을 앓고 있었을 것이란 추측도 그럴듯해 보입니다.

매드 해터에 대한 분석은 이전에도 있었는데, 그 기원을 찾는 논문에 따르면 루이스 캐럴이 모티브로 삼은 대상은 따로 있다고 합니다. 바로 테오필루스 카터(Theophilus Carter)란 인물인데, 모자를 쓰는 형태나 시간에 대한 강박이 실제 소설 속 매드 해터와 닮았다고 합니다.[2]

카터는 루이스 캐럴이 살던 동네인 옥스퍼드 근처에서 가구점을 운영하고 있었으며, 기이한 (사람을 깨우기 위해 침대를 기울여 버리는) 알람시계를 만든 발명가이기도 했습니다. 또한 매드 해터처럼 톱 해트를 약간 뒤로 기울여 쓰고 시간에 집착하는 경향이 있어 캐럴이 이 사람을 보고 매드 해터를 상상했을 거라고 합니다.

이렇게 보면 루이스 캐럴은 수은중독 증상을 겪는 노동자들의 상태는 잘 몰랐을 가능성이 높고, 후대에 산업의료나 신경계 질환에 관심을 가진 사람들이 매드 해터와 수은중독 간의 연관성을 찾아낸 것일 가능성이 높아 보입니다.

오히려『이상한 나라의 앨리스』로 애니메이션이나 영화를 만든 사람들이 수은중독에 관련된 정보를 잘 알고 있기에 이런 내용을 반영해서 만든 듯한 장면이나 분장이 눈에 들어옵니다.

애니메이션의 매드 티 파티에 나오는 연기는 모자 공장에서 나오는 수은 증기 같아 보이고, 영화에 나온 매드 해터의 붉은 머리카락은 질산수은을 사용하여 양모를 압축하던 과정에서 붉게 변하게 되는 캐럿팅(carroting) 과정을 거친 것처럼 보이니까요.[3]

이상한 나라에 살고 있는 매드 해터가 왜 이상 행동을 하는지에 대한 정확한 이유는 알 수 없습니다. 그러나 해터스 쉐이크라는 단어의 기원이 된 모자 공장의 인부들이나 미나마타병에 시달린 환자들이 고통받은 원인은 매우 명확합니다.

이렇게 질병의 원인, 특히 공해병이 원인이 되는 물질을 명확히 알았을 때는 재발을 막기 위해 노력을 해야 합니다. 그리고 지금 이 순간에도 모자 공장 인부가 쐬고 있던 수은 증기 같은 종류의 무언가를 무지(無知)로 인해 방치하고 있는 것은 아닌지 주의를 기울여야 할 것입니다. 매드 해터는 이상한 나라에만 있어야 하니까요.

2
선과 악은 분리 가능한가?

『지킬 박사와 하이드 씨』 이야기는 워낙 유명하지만, 최근에는 뮤지컬로 더 널리 알려진 것 같습니다.

주인공인 지킬 박사가 조현병(정신분열병)에 걸려 고통받는 아버지를 치료하기 위해 선과 악의 인격을 분리할 수 있는 약을 개발하는데, 그 약의 효과를 자신에게 임상 시험하다가 결국 악한 인격의 화신인 하이드를 만들고, 하이드가 저지르는 범죄로 인해 양심을 가책을 느껴 자살에 이르는 것이 뮤지컬 극본의 큰 줄기이죠(소설에서는 '선악 본능'에 대한 본인의 가설을 증명하기 위해 약을 만들어냅니다).

뮤지컬의 원형이 되는 원작 소설의 원제는 'Strange Case of Dr. Jekyll and Mr. Hyde'이며, 스코틀랜드의 작가인 로버트 루이스 스티븐슨(Robert Louis Stevenson)이 1886년에 발표한 소설입니다.

이 소설은 이후 등장하는 이중인격을 소재로 하는 작품들에 큰 영향

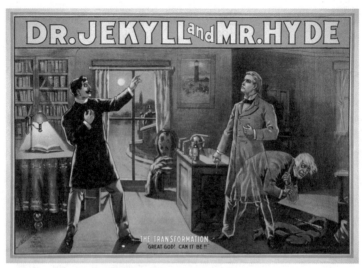

그림 2-1 1880년대 〈지킬 박사와 하이드 씨〉의 포스터

을 주었습니다. 21세기를 살아가는 사람들에게 가장 익숙한 예로는 마블의 히어로인 헐크(Hulk)가 있습니다. 물론 헐크는 하이드 씨의 역할이면서도 나름 선한 존재이지만 말입니다.

소설의 원제에 있는 '케이스(case)'라는 단어는 '범죄사건'이라는 식으로도 사용할 수 있지만, 의학계에서는 환자의 질병에 대한 기록을 정리한 '증례'라는 표현으로도 볼 수 있습니다. 그런 의미에서 이 소설은 스릴러나 공포물의 관점으로 보면 지킬 박사와 하이드의 인격 분리로 인해 일어나는 여러 사건들에 대한 이야기이지만, 의사의 관점으로 보면 '인격의 해리'라는 정신병적 증상을 겪는 환자의 경과 기록이기도 합니다.

지킬 박사와 하이드 씨의 이상한 증례

『지킬 박사와 하이드 씨』의 줄거리를 보면, 과연 이 지킬 박사라는 사람이 경험한 사건이 무엇인지, 의학적으로 설명이 가능한 것인지에 대한 궁금증이 듭니다. 몇 가지 의문들을 정리해보겠습니다.

첫째, 지킬 박사는 정말 인격을 분리하는 약을 만든 것인가? 소설을 보면 지킬 박사는 선과 악을 양분하는 약을 만듭니다. 하지만 나중에 하이드를 다시 없애기 위한 약을 만들려고 할 때, 재현하지 못합니다. 왜냐하면 처음 만들었던 약의 재료에는 정확한 성분을 알 수 없는 불순물이 섞여 있었으나, 새롭게 공급받은 재료에는 오히려 그 불순물이 없었기 때문입니다.

결국 정확히 알 수 없는 성분으로, 우연히 만들어낸 약만이 진짜 효력이 있었다는 표현을 쓴 것을 볼 때, 과학이라기보다는 연금술에 가까운 얘기이지만 어쨌든 처음 한 번만은 진정한 인격분리제를 만들어냈던 것도 같습니다.

물론 현대 의학도 선과 악을 완벽히 분리하는 약제는 만들어내지 못했습니다. 사실 인격이란 것이 칼로 무를 자르듯 양극단으로 나뉠 수도 없긴 합니다. 다양한 지식과 경험, 유전적 성향, 환경 요인들이 섞여서 형성되는 것이 바로 인격이니까요.

둘째, 혹시 지킬 박사가 만든 약이 일종의 정신병적 증상을 일으키는 약은 아니었을까?

작가인 스티븐슨이 이 작품을 쓸 때, 환각 작용을 일으킬 수 있는 약제인 맥각(ergot)을 복용했다는 이야기가 있습니다. 이와 같은 이야기가 사실이라면, 작가는 약물에 의해 유발되는 정신병적 증상에 대한 경험이 있었을 것이고, 이런 자신의 경험을 토대로 약물에 의해 다른 인격이 발생하는 이야기를 쓴 것일 수도 있습니다. 약물에 의해 환각 증상이 나타나고 고양감이 생기며 판단력이 저하되는 상태를 '또다른 나가 탄생하는 것으로 느꼈을 수도 있으니까요.

여러 종류의 마약 약물이 이와 같은 상태를 초래할 수 있으며, 지킬 박사도 우연히 그와 같은 성분을 제조했을 가능성이 있습니다. 마약 성분에 의해 취한 상태를 악한 인격이 깨어난 것으로 착각했을 수도 있으며, 그 악에 매료되는 것은 바로 마약 중독 증상이었을 가능성도 있죠. 점점 하이드가 되는 것에 탐닉하고 본래 인격이 붕괴하는 과정이 마약 중독을 비유하는 것일 수도 있습니다.

셋째, 오히려 지킬 박사가 만들었던 약제 중 반작용제는 정신병적 증상을 억제하는 효과가 있는 것은 아니었을까?

원작 소설에는 없는 설정이지만 뮤지컬 속의 지킬 박사에게는 조현병의 가족력이 있고(아버지), 실제 가족력이 있는 경우에는 조현병 발병 가능성이 좀 더 높습니다. 아버지의 상태를 보며 조현병 치료를 고심한 끝에 증상을 조절할 수 있는 약을 개발한 것인데, 그즈음에 본인이 조현병 증상이 발생하여 자신이 만든 약이 인격을 분리하는 약제라는 망상에 빠진 것일 수도 있습니다.

결국 하이드 씨의 인격이라는 것은 조현병의 양성 증상(positive symptoms)인 망상과 환각에 시달리는 상태이고, 중간중간 반작용제라고 믿으며 주사한 것이 항정신병약물이었을 수도 있습니다.

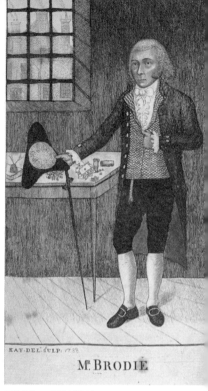

그림 2-2 　 디콘 브로디

그때마다 잠시 지킬이라는 발병 전 상태로 돌아왔다가 어느 순간 병이 악화해 제대로 된 약제를 만들어내는 것에 실패하고 본인의 증상이 통제되지 않는 것에 절망하여 자살에 이른 것은 아닐까요?

넷째, 지킬 박사가 만들어낸 약의 성분 자체는 아무 의미 없는 위약(placebo)이었으나, 인격의 분리가 가능하다는 일종의 자기암시에 걸린 것은 아니었을까?

또 다른 가설은 작가인 스티븐슨이 소설 소재로 영향을 받았다는 사건에서 착안하였습니다. 스티븐슨이 이 소설을 쓸 때 디콘 브로디라는 범죄자의 이야기를 참고했다는 설이 있습니다. 디콘 브로디는 낮에는 가구를 만들거나 길드의 업무를 보고 시의원의 업무를 수행하는 등 매우 성실하게 살다가 밤이 되면 낮에 얻은 정보를 토대로 가택침입강도 범죄를 저질렀다고 합니다. 그리고 그 돈으로 도박을 하거나 유흥에 소비했다고 하죠.

스티븐슨이 보기에 이렇게 완벽한 이중생활을 하는 범죄자의 모습은 선한 인격의 지킬과 악한 인격의 하이드로 나뉜 상태와 비슷하다고 여겼을 수도 있습니다.

이를 토대로 보면, 지킬 박사 역시 일종의 악한 충동이 자신 안에 내재해 있는데, 자기가 만들어낸 약(실제로는 효능이 없는)에 의해 악한 인격이 깨어나서 범죄를 저질렀다고 스스로 믿게 되었다는 생각도 해볼 수 있습니다. 일종의 범죄자들 특유의 자기합리화라고 볼 수 있죠.

다섯째, 지킬 박사가 겪는 증상은 해리성 정체감 장애(dissociative identity disorder)였을까?

정신의학적으로 보면, 지킬과 하이드의 이중인격은 해리성 정체감 장애였을 가능성도 있습니다. 해리성 정체감 장애란 한 사람 안에 둘 이상의 '각기 다른 정체감을 지닌 인격'이 존재하여 실제 행동에 영향을 끼치는 질환을 의미합니다. 대부분은 어린 시절의 심한 트라우마에 의해 발생한다고 알려져 있으며, 원래의 자아와 완전히 다른 성격과 특성을 지닌 인격이 나타날 수 있습니다.

뮤지컬 속 지킬 박사는 어린 시절 조현병에 걸린 아버지를 보며 나름의 트라우마를 겪었을 수도 있으며, 평소의 자신과는 180도 다른 자아인 하이드가 나타났다는 것을 볼 때 이 질환과 비슷해 보입니다.

실제로는 매우 드물고 진단이 쉽지 않은 질환이므로, 지킬 박사의 경우도 정확한 진단을 위해서는 지속적인 정신건강의학과 진료가 필요합니다. 게다가 진짜로 약물에 의해 인격이 분리된 경우라면 이 질환의 진단 기준에는 맞지 않게 되죠.

여기까지가 '지킬 박사와 하이드 씨의 이상한 사건'의 기록을 토대로 제 나름대로 의학적인 분석을 시도해본 내용입니다. 이 글은 어디까지나 가상의 증례에 대한 저의 주관적인 해석일 뿐입니다. 정확한 결론은 제가 소설이나 뮤지컬 극본 속으로 들어가지 않는 한 영원히 낼 수가 없겠죠.

물론 실제 지킬 박사가 겪었던 일이 무엇이었든 간에, '지금 이 순간 마법처럼 날 묶어 왔던 사슬을 벗어 던진다'라는 뮤지컬 노래 가사의 감동은 빛이 바래지 않을 것 같습니다.

◆ 3

멈출 수 없는 춤

한스 크리스티안 안데르센(Hans Christian Andersen)은 덴마크의 동화 작가이자 소설가로, 1805년에 태어나 1875년에 사망할 때까지 수많은 동화를 남겼습니다. 대표작으로 『인어공주』, 『눈의 여왕』, 『미운 오리 새끼』 등이 있으며, 『빨간 구두』 역시 그의 작품 중 하나입니다. 사실 『빨간 구두』는 동화라는 장르의 특성이 무색할 정도로 동심 파괴를 일으키는 내용을 가지고 있죠.

그림 3-1 한스 크리스티안 안데르센

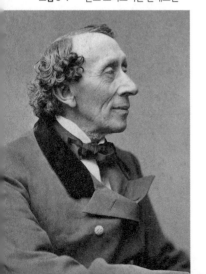

『빨간 구두』의 줄거리를 간략하게 살펴보면 이렇습니다. 맨발로 다닐 정도로 가난한 소녀 카렌이 구둣방 주인의 호의로 싸구려 빨간 구두를 얻게 되었는데, 결국은 그 빨간 구두의 화려함에 매혹되어 교회에 갈 때도 몰래 신게 되고,

본인이 고아가 된 뒤에 입양해준 할머니를 속이고 계속 빨간 구두를 신으며 일탈하게 됩니다.

결국 그릇된 욕망에 대한 벌로 빨간 구두를 신은 발이 저절로 춤추게 되고, 그 춤이 멈추지 않아 사형집행인 혹은 나무꾼에게 부탁하여 발목을 잘라내고 나서야 춤에서 해방될 수 있었다는 것이 바로 이 동화의 전체적인 줄거리입니다.

카렌의 무도병

어린아이들이 읽기엔 상당히 잔혹한 내용이며, 어른이라도 발목을 자르는 대목에서는 눈살을 찌푸리게 됩니다. 아무리 좋게 해석해보려 해도 동화로서는 너무나 충격적인 내용이어서 저도 어린 시절 읽은 후에는 거의 찾아보지 않았습니다. 하지만 의사가 된 후에 다시 읽어보니 조금 다른 느낌으로 다가왔습니다.

바로 주인공 카렌이 겪었던 멈추지 않는 춤이 신경과 질환 중 하나인 무도병(舞蹈病)과 비슷하다는 생각이 떠올랐기 때문입니다.

무도병이란 '신체의 한 부분(보통 얼굴, 팔, 다리 등)에서 시작해서 갑작스럽고 예상치 못하게, 그리고 종종 지속적으로 다른 부위로 이동하는 반복적이고 짧게 지속되며 불규칙적이고 빠른 비자발적 운동'을 특징으로 하는 증상을 뜻합니다. 단어에 대한 의학적인 설명은 매우 복잡하지만, 실제 증상을 보면 '춤을 추듯 움직이는 것'과 흡사합니다.

무도병을 뜻하는 영어 단어인 커리어(chorea)는 춤을 뜻하는 그리스어인 코레이아(choreia)에서 기원한 것입니다. 같은 단어에서 파생된 코리어그래피(choreography)라는 단어는 안무(按舞)를 의미합니다.

이러한 무도병의 원인 중 가장 유명한 질환이 바로 헌팅턴병(huntington's disease)입니다. 헌팅턴병은 헌팅턴 유전자의 돌연변이에 의해 발생하는 상염색체 우성 유전 질환으로, 주로 30~40대 성인기에 발병하여 무도증, 걸음걸이 이상, 어눌한 말투, 인지장애, 성격장애 등을 나타낼 수 있습니다.

헌팅턴병 환자의 뇌 MRI 사진을 살펴보면 전반적인 뇌 위축이 관찰되며, 이와 관련하여 다양한 신경학적 이상 증상이 나타납니다.

헌팅턴병은 보통 서서히 진행하는 편으로, 발병 후 15~25년 내에 정신과 신체에서 심한 장애를 겪게 됩니다. 10만 명당 4~10명 정도의 확률로 발병하며, 다른 인종에 비해 백인에서 좀 더 발병률이 높다고 알려져 있습니다.

1841년 찰스 오스카 워터스(Charles Oscar Waters)에 의해서 처음 보고되었고, 1872년에 조지 헌팅턴(George Huntington)이 더욱 상세하게 질병 상태를 기술하면서 이후 질환명에 헌팅턴이라는 이름이 붙습니다. 대략 안데르센이 살고 있던 시기에 처음 제대로 알려지기 시작한 질환인 셈이죠.

동화 속 주인공인 카렌이 소녀라는 것을 생각할 때 헌팅턴병이 발병할 나이는 아닌 것으로 보이기는 합니다만, 실제 십대에 발병하는 경우도 있으며, 특히 부모가 헌팅턴병 환자였을 경우 자손이 부모보다 더 빠른 나이에 발병할 수 있습니다.

비투스의 춤

카렌에게 나타난 무도병의 또 다른 원인으로 시든햄 무도증(sydenham's chorea)을 고려해볼 수도 있습니다. 이 질환은 류머티스성 열(rheumtic fever)을 앓은 어린아이들에게서 발생하는 이상운동의 형태로 나타납니다.

동화 속 카렌이 어린 소녀이고 위생 상태가 좋지 않은 가난한 가정의 아이임을 고려한다면, 연쇄상구균(strepococcus)에 의한 감염 질환이 지나가고 난 후에 시든햄 무도병이 발생한 것일 수도 있겠습니다.

이미 로마 제국 시대의 기독교 순교자인 성 비투스가 무도병의 성인으로 여겨지고,● 시든햄 무도병이 성 비투스의 춤(Saint Vitus' dance)이라고 불렸던 것을 보면 무도병의 증상 자체는 이미 잘 알려져 있었던 것으로 보입니다. 옛날 사람들이 그 원인을 무엇으로 생각했든 말이죠.

안데르센이 무도병이라고 하는 질환을 정확히 모르고 있었다 해도,

● 12~13세에 순교했다고 여겨지는 성인으로, 살아있을 때 악마에 사로잡힌(혹은 귀신 들린) 로마 황제의 아들을 치료했다고 합니다. 독일에서는 이 성인을 기리는 축제에서 춤을 추었는데요, 이 춤을 '성 비투스의 춤'이라 불렀다고 합니다. 어린 나이에 순교한 성인으로, 이상한 상태(혹시 무도 증상일지도 모르겠습니다)의 또 다른 아이를 치료했으며, 축제에서 춤을 춘다는 점 때문에 무도증과 연관이 있는 것 같습니다.

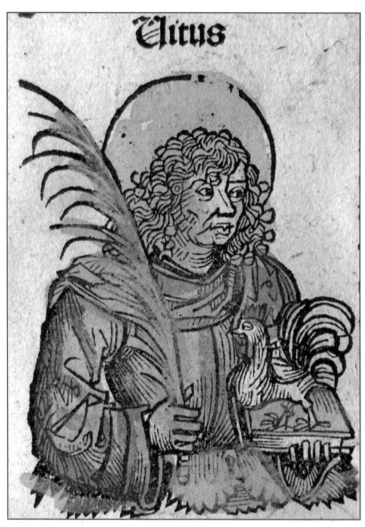

그림 3-2 성 비투스(290~303)

이러한 이상 운동을 보이는 환자를 보았거나 그에 관한 이야기를 들었을 수도 있으며, 이를 통해 자신의 동화 속 주인공인 카렌이 끝없는 춤을 추게 된 이야기를 만들었을 가능성도 있을 것입니다.

무도병 자체가 여전히 치료가 어려운 질환임을 생각해보면, 자신의 의지로 춤을 멈출 수 없어 발목을 자르는 선택을 해야 했던 카렌의 심정이 실제 환자와 보호자들이 겪는 고통과 겹쳐지는 것 같습니다.

현대 의학계는 무도병 증상을 조절하기 위한 약제들을 꾸준히 개발 중인데요, 언젠가 신경 손상의 진행을 막거나 발병을 예방하는 치료가 나오길 기대합니다.

흥미로운 정보를 하나 더 얘기해보자면, 헌팅턴 무도병의 증상 치료를 위해 처음 개발된 약제인 세나진(xenazine: 성분명은 테트라베나진)은 덴마크의 제약회사인 룬드벡에서 생산한 것입니다. 『빨간 구두』의 나라에서 무도병을 치료하는 약이 개발되었다는 것이 묘한 우연처럼 느껴집니다.

◆ 4

성냥팔이 소녀의 환상

앞서 다뤘던 『빨간 구두』 이야기만큼 충격적인 결말의 안데르센 동화가

있습니다. 바로 『성냥팔이 소녀』입니다.

　1845년 12월(크리스마스 시즌이었네요)에 처음 출판된 이 소설의 줄거리

는 다음과 같습니다.

　가정폭력을 휘두르는 아버지에게 쫓기듯이 거리로 나와 성냥을 파

는 소녀가 있었습니다. 소녀는 성냥을 다 팔지 못하면 집에 들어오지

말라는 으름장과 함께 쫓겨난 상태였죠. 그러나 그날따라 연말이라 정

신이 없어서인지 성냥은 팔리지 않았고, 집으로 돌아갈 수 없었던 소녀

는 성냥을 하나씩 켜면서 여러 가지 환영을 차례로 보게 됩니다. 자신

은 먹어본 적 없는 크리스마스의 화려한 만찬 식탁과 멋진 트리, 그리

고 다정하셨지만 이미 돌아가신 외할머니의 모습까지 말이죠. 그러다

결국은 할머니의 환영을 놓치기 싫어서 가지고 있던 성냥을 모두 켰더

니 할머니가 소녀를 감싸며 천국으로 데려갔습니다. 그다음 날 아침 소녀는 길거리에서 미소를 지은 모습으로 죽어 있었죠. 소녀의 주변에는 타버린 성냥개비들이 널려 있었고요. 그 모습을 발견하고 안쓰러움을 느낀 시민들이 소녀를 위해 기도를 해주는 것으로 동화는 끝을 맺습니다.

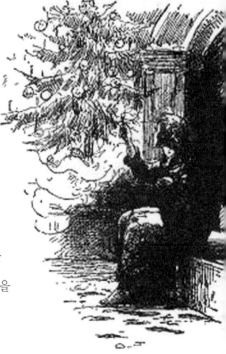

그림 4-1　성냥팔이 소녀 삽화 (1889). A. J. 베이즈 작품. 성냥을 켜서 크리스마스트리의 환상을 보는 소녀의 모습.

저체온증

추운 겨울에 성냥을 켜서 환상을 보다가 죽는 소녀의 이야기라니…. 이 이야기를 어떻게 동화라고 할 수 있을까 싶기도 합니다. 가난과 가정폭력에 시달리던 소녀가 한겨울에 환상 속에서 사망하는 이야기는 현재의 시선으로 보면 '아동학대 사건'이라 부르는 것이 더 적절하니까요. 훌륭한 아동복지를 자랑하는 오늘날의 덴마크로서는 정말 상상할 수도 없는 사건일 겁니다.[4]

결말은 너무 안타깝지만, 한편으로 성냥팔이 소녀는 왜 하룻밤 사이에 죽게 되었을까 하는 궁금증도 듭니다. 가장 가능성이 큰 사망 원인은 당연히 추운 날씨로 인한 동사(凍死) 혹은 저체온증일 겁니다.

북유럽에 있는 덴마크의 12월 평균기온은 섭씨 1~4도 사이인데요, 이런 날씨에 옷도 제대로 갖춰 입지 못한 소녀가 길거리를 배회했다면 저체온증이 발생했을 가능성이 큽니다.

인간의 정상체온은 보통 섭씨 36.5~37도인데, 추위에 지속적으로 노출되어 체온이 28도 이하로 떨어지면 반사 기능이 사라지고 호흡이 힘들며, 몸이 붓고 폐의 출혈이나 심실세동과 같은 부정맥이 발생할 수 있습니다. 그러다가 혈압이 떨어지고 혼수상태에 빠져 사망에 이르는 것이죠.

우리나라에서도 갑자기 한파가 오면, 노숙자나 노약자들이 밤사이 사망하는 일이 꽤 빈번하게 발생합니다. 그러니 덴마크의 한겨울에 성냥팔이 소녀가 저체온증으로 사망했을 가능성은 매우 커지죠.

혹은 백린 중독

또 하나의 가설은 백린(white phosphorus) 중독에 의한 사망입니다. 인은 원소기호 15번에 해당하는 화학 물질로, 1669년 독일의 연금술사 헤닝 브란트(Henning Brandt)가 은을 금으로 바꾸는 실험을 하다가 우연히 발견하였습니다.

헤닝 브란트는 자신의 소변을 모아 증발시키던 중 빛을 내는 신비한 물질을 발견하였고, 그 물질을 보고 그리스어로 '포스(phos: 빛)'와 '포러스(phoros: 운반하다 혹은 가져오다)'의 두 단어를 합쳐서 '빛을 가져오는 자'라는

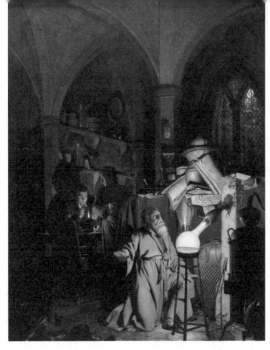

그림 4-2 〈현자의 돌을 찾고 있는 연금술사〉(1771). 헤닝 브란트가 빛나는 물질을 발견한 것을 보고 영감을 받아 그린 그림이라고 합니다.

뜻의 그리스어 '포스포러스(phosphorus)'라고 이름을 붙였다고 합니다.[5] 뭔가 매우 연금술사다운 작명입니다.

인은 사람의 체내에도 존재하며 DNA와 아데노신삼인산(ATP)이 대표적으로 인을 함유하는 생체분자입니다. 인은 인체의 에너지원으로도, 그리고 세포 구조를 유지하는 데에도 중요한 물질입니다.

이러한 인은 원자 배열에 따라 현재 성냥에 사용되는 적린(붉은 인)이나, 최근 반도체에 사용하려고 고려 중인 흑린(검은빛을 띤 인)처럼 매우 안정적인 것도 있으나, 백린처럼 매우 불안정하여 공기 중에서 자연발화하는 것도 있습니다.

특히 백린은 불이 잘 붙고(발화점이 겨우 섭씨 60도입니다) 독성 연기를 내뿜어 살상무기를 만드는 데도 사용되었습니다. 백린탄 혹은 소이탄이라고도 불리는 것이 바로 그 무기이죠. 워낙 살상력이 뛰어나고 막대한 피해를 주는 잔인한 폭탄이어서 국제법상 사용이 금지된 상태입니다.

폭탄이 아니어도, 인은 독성 화합물을 만들기 쉬워 살충제를 만들 때도 많이 활용되었습니다. 또한, 독성 물질을 만드는 것에도 활용되었는데, 대표적인 것이 바로 1995년 옴진리교라는 단체가 일으킨 일본 도쿄 지하철 독극물 살포 사건에 사용된 사린(sarin) 가스였습니다.

이 사린 가스는 중추신경계에 독성을 일으키는데, 아세틸콜린이라는 신경전달물질을 분해하는 효소의 기능을 억제해 지속적인 신경 흥분이 일어나게 만들고 이로 인해 중추신경계 및 부교감 자율신경계에 심각한 손상을 입힙니다.

이러한 인의 특성을 볼 때 쉽게 불이 붙으며 휘발성이 높고 독성 연기를 내뿜는 백린은 참으로 위험천만하게 느껴집니다. 문제는 백린(당시에는 노란빛을 띤다 하여 '황린'으로 불렸습니다)이 19세기 후반까지 성냥의 재료로 활용되었다는 점입니다. 성냥팔이 소녀가 팔기 위해 가지고 다녔던 성냥이 바로 백린으로 만든 성냥이었던 것이죠.

실제 19세기 말 성냥 공장 노동자들은 백린에 의한 만성 중독 증상을 보였고, 인이 쌓여 뼈가 괴사하는 일이 나타나기도 했습니다. 특히 턱뼈가 괴사하여 얼굴 모양이 일그러지는 경우가 많았는데, 이러한 인에 의한 턱뼈 기형을 인악(phossy jaw)이라고 부르기도 했습니다.

성냥팔이 소녀가 성냥 공장에 다닌 것이 아니라 그냥 성냥을 들고 다니며 팔기만 했다면, 위와 같은 만성 인 중독이 발생했을 가능성은 희박할 것입니다. 그러나 동화 속 이야기처럼 갑자기 다량의 백린 성냥을 피우고 그 연기를 들이마셨다면 급성 중독이 발생했을 가능성이 있습니다.

백린의 급성 중독 증상은 구토나 혈변, 그리고 혈압이 떨어지고 호흡 곤란이 발생하다가 수 시간 내에 사망하는 것입니다. 이를 보면, 동사(凍死)가 아니어도 수 시간 내에 성냥팔이 소녀가 사망한 이유가 설명됩니다.

어쩌면 안데르센은 참혹한 급성 인 중독 증상으로 죽어가는 소녀의 마지막을 아름다운 환상 속에 잠드는 것으로 미화해준 것일지도 모릅니다. 이렇게 해석하면, 『성냥팔이 소녀』는 동심을 지켜주는 동화가 맞는 것도 같습니다.

◆ 5

삶과 죽음의 경계

죽음 혹은 깊은 잠에 빠진 채로 왕자를 기다리는 공주의 이야기는 동화에 자주 등장합니다. 그림 형제의 동화 『백설공주』와 『잠자는 숲속의 미녀』가 대표적인 '기다리는 공주님' 이야기죠.

백설공주는 마녀이자 왕비인 새엄마에게 독이 묻은 머리빗, 숨을 쉬지 못하도록 목을 조이는 비단끈 등으로 공격을 받았다가 살아나지만, 결국엔 독사과에 의해 죽게 됩니다. 그런데 이렇게 죽었을 때에도 살아 있을 때와 다를 바 없는 낯빛이 유지되어 마치 잠든 것처럼 보였다라고 묘사됩니다. 그러다가 이웃나라 왕자에게 그녀가 누워 있는 유리관이 발견되고 왕자의 나라로 옮겨집니다. 그렇게 옮겨지던 중 관이 떨어져 백설공주의 목 안에 걸려 있던 독사과가 빠져 나와 공주가 살아나게 되었다고 하죠.

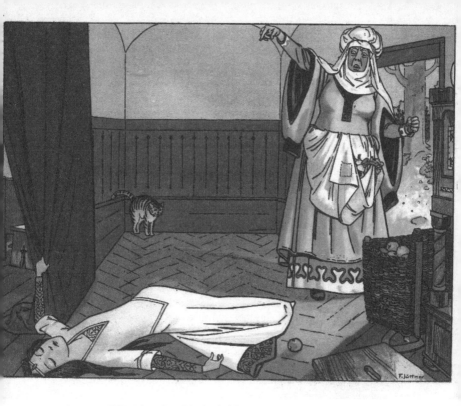

그림 5-1 〈백설공주〉(1905). 프란츠 쥐트너 작품

『잠자는 숲속의 미녀』에서는 공주의 탄생 기념 파티에 초대되지 못한 마녀가 앙심을 품고 공주에게 저주를 내립니다. 열여섯 살이 되는 생일에 물레에 손가락을 찔려 영원히 잠들게 되며, 진정으로 사랑하는 사람에게 키스를 받아야 저주에서 벗어날 수 있다는 것이었습니다.

왕과 왕비가 나라 안의 물레를 모두 불태우고, 선량한 요정들이 공주를 숨겨서 키웠음에도(이것은 디즈니의 스토리입니다) 결국 저주는 이루어져, 공주는 나라 안에 하나 남은 물레에 손가락을 찔리고 영원한 잠에 빠집니다.

잠자는 숲속의 미녀, 가사상태

두 동화 속 주인공들은 지금으로 보면 일종의 가사(suspended animation) 상태에 빠진 것 아닌가 하는 생각이 듭니다. 가사란 어떠한 원인으로 생리적 기능이 극도로 저하되어 생명 활동이 최소로 제한된 상황을 의미하며, 심장의 박동, 혈액의 순환, 호흡 운동 등이 거의 감지되지 않아서 죽은 것으로 볼 수 있는 상태라고 정의할 수 있습니다.[6]

현대 의학에서는 여러 가지 검사 장비를 가지고 가사와 진짜 사망 상태를 구분할 수 있으나, 예전에는 이런 상태를 구분하지 못하여 아직 죽지 않은 사람을 매장하기도 했습니다. 그러다가 관 안에서 살아나게 되면 말 그대로 '생매장'이라는 끔찍한 상태에 처하게 되는 것이죠. 그리하여 사람이 사망했을 때 24시간 이상 안치실에 대기하게 하거나, 매장할 때 흙을 단단하게 덮지 않고 관 안에 종을 같이 넣어주는 등의 다양한 조치를 취하기도 했습니다.

특히 백설공주는 혈색이 유지되어 보인다고는 했으나, 거의 죽은 상태와 구분이 안 되어 일곱 난쟁이가 관 안에 넣기까지 한 것으로 봐서 가사에 더 가까워 보입니다. 아마 난쟁이들도 공주의 죽음을 확신하기 어려워 유리관에 넣은 채 땅에 묻지 않은 것이겠죠. 그 덕분에 다시 살아날 기회를 얻었으니 굉장히 운이 좋았다고 볼 수 있습니다.

초저체온 순환정지

현대 의학에서는 이러한 가사상태를 인공적으로 만들어 질병 치료에 활용하려는 움직임이 있습니다.

대표적인 것이 뇌수술 등에서 활용하는 초저체온 순환정지(Deep Hypothermic Circulatory Arrest)와 심정지 때 사용하는 EPR(Emergency Preservation and Resuscitation)이라는 기술입니다.

초저체온 순환정지는 환자를 초저체온(섭씨 20~25도)으로 떨어뜨려서 혈액 순환을 거의 멈추게 한 후 수술을 진행하는 기술입니다. 이때 환자를 저체온으로 만들기 위해 몸에 두르는 담요 혹은 붙이는 패드 형태의 냉각법을 사용하거나 혈액투석기를 활용해 체온을 낮추기도 합니다.[7]

EPR은 심장마비나 큰 부상을 입은 환자에게 시도되며, 체온이 섭씨 10도 이하로 떨어지도록 중심동맥으로 차가운 생리식염수를 주사하여 환자를 1시간 정도까지 가사상태로 만듭니다. 그리고 그 상태에서 세포나 조직 손상이 진행되지 않도록 하며, 출혈 부위 등에 수술적 처치를 진행합니다. 이후 심폐우회술(cardiopulmonary bypass)을 통해 환자의 체온을 다시 올리고 혈액이 순환하도록 해줍니다.[8]

두 기술 모두 굉장히 획기적인 방법이나 세포 손상을 완전히 막을 수 없고, 다시 환자의 혈액이 순환할 때 재관류 손상(reperfusion injuries)이 발생할 수 있어서 아직은 지속적인 보완이 필요한 상태입니다.

현대 의료 기술로는 동화 속 죽음이나 깊은 잠처럼 가사상태를 간단

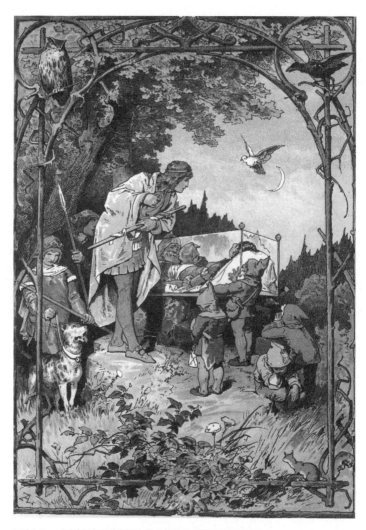

그림 5-2 〈백설공주 유리관 앞의 왕자〉(1886), 알렉산더 지크 작품

하게 만들 수도 없고, 다시 환자를 깨우는 과정 역시 매우 복잡합니다. 독사과를 토해내게 하고 진정한 사랑의 키스 받는 정도로 쉽게 깨운다는 것 자체가 동화적인 표현이죠.

동화가 아닌 어른들을 위한 영화에서는 가사상태 만들기와 깨우기 방법을 좀 더 현실적으로 표현합니다. 이를테면 머나먼 우주로 떠나는 장면에서 나오는 냉동 수면은 사람들을 특수한 탱크에 넣어 얼리고, 다시 깨울 때 상당히 힘들어하거나 일시적인 정신착란에 빠지는 모습도 보여줍니다.

아마도 현재의 기술적 한계로 인해 미래를 그리는 영화에서도 해동할 때 발생할 수 있는 여러 가지 부작용을 상상해서 묘사하는 것 같습니다. 마치 옛날 사람들이 밀랍으로 만든 날개를 달고 높이 날던 이카로스가 태양열에 의해 밀랍이 녹아 추락하는 것을 상상했듯이 말이죠. 실제로는 고도가 높아질수록 기온이 떨어진다는 것을 몰랐으니까요.

물론 언젠가는 동화 속 공주님들을 죽음과 잠의 경계에 머물게 했다가 다시 세상으로 돌아오게 하는 것만큼이나 쉽고 간단한 가사상태 온오프 방법이 개발될 수도 있습니다. 그런 날이 오면 '백설공주 저온 치료'나 '잠자는 우주의 미녀' 같은 용어들이 생겨날지도 모르겠습니다.

6

태양을 피하고 싶은 질병

저의 첫 번째 책 『의사가 읽어주는 그리스 로마 신화』에서 히아킨토스라는 젊은이가 죽음에 이르게 된 원인을 살펴보았습니다. 원반에 머리를 맞아서 발생한 경막외출혈이 사망 원인이었을 것으로 추측했죠.

알다시피 히아킨토스가 죽을 때 흘러나온 피에서 아름다운 보라색의 꽃이 피어났는데, 그 꽃의 이름이 바로 히아신스입니다. 그리고 히아신스의 색을 묘사할 때 나오는 표현이 '티로스산 염료에 의한 보랏빛과 같다'라는 것입니다. 티로스는 티레, 시돈 혹은 비블로스 등으로 불리던 지중해의 고대 도시로, 현재로 치면 레바논 서부 해안에 자리하고 있습니다. 고대 최고의 상업 민족이던 페니키아인들이 세운 도시였죠. 티레에서는 도시 앞바다에서 잡히는 바다고둥(sea snail)을 원료로 보라색을 내는 염료를 만들었는데, 그 보랏빛이 너무도 아름다워 티로스의 보라색(tyrian purple)이라고 불렀습니다.

티로스의 보라색

이 아름다운 보랏빛 염료를 만드는 과정은 간단하지 않았고(바다고등의 분비선에서 나오는 보랏빛 점액질을 채취하여 만들어야 했습니다), 바다고등의 숫자도 한계가 있었기에 매우 귀한 취급을 받았습니다. 이 염료는 같은 무게의 황금보다 비싸게 여겨져, 3~4세기 로마의 시세를 기준으로 현대의 값으로 환산할 때 1그램당 대략 20만 원이 넘는 가격에 거래되었다고 합니다. 이렇게 값비싼 탓에 염료는 고대 로마에서는 황제들이 입는 옷을 염색하는 데 쓰였습니다.

티로스산 염료에 대한 '높으신 분'들의 애정은 고대 로마제국의 뒤를 이은 동로마제국 시대에도 계속되었습니다. 동로마제국은 황실의 권위를 높이기 위해 티로스산 염료로 물들여 만든 보라색 의상을 즐겨 입었고, 그 색상 자체를 황족의 상징으로 여겼습니다. 황제와 황후 사이의 자녀들은 보라색으로 둘러싸인 '포르피라(porphyra)'라는 방[*]에서 태어났고, 아들은 포르피로예니토스(porphyrogenitus), 딸은 포르피로예니타(porphyrogenita)라고 불렀다고 합니다.

포르피라에서 태어난 아이들은 혈통의 정당성을 인정받아 황위를 지키는 데도 힘을 얻었고, 귀한 핏줄이라 생각하여 가급적 외국인과는 혼인도 시키지 않으려고 했습니다.

● 동로마제국 대황궁에 있는 황후 전용의 산실입니다. '포르피라'라는 단어는 그리스어로 보라색을 의미합니다.

보랏빛을 상징하는 포르피라라는 단어는 의학에서도 사용이 되는데요, 이 단어가 들어간 질병 중 널리 알려진 것이 자반증(purpura)과 포르피린증(porphyria)입니다.

티로스의 보라색은 라틴어로는 푸르푸라(purpura)라고 하는데, 현대에는 피하출혈로 발생하는 붉은색 혹은 보라색의 반점성 병변을 뜻하는 용어이기도 합니다. 우리말로는 자반증이라고 하죠.

포르피린증은 유전병과 같은 선천적, 혹은 약물 중독 등과 같은 후천적인 이유로 간 기능 이상이 발생하여 몸 안에 포르피린이라는 물질이 쌓여서 다양한 증상을 일으키는 질환입니다. 질환에 보라색이라는 단어가 들어가는 이유는 환자의 대변이나 소변이 보라색으로 변하기

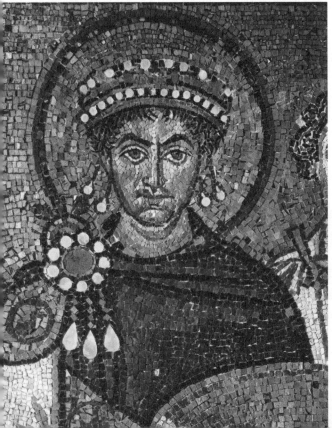

그림 6-1 유스티니아누스 대제의 모자이크화. 티로스산 염료로 물들여 만든 보라색 망토를 두르고 있습니다.

때문입니다.

이 질환은 갑작스럽게 복통, 구토, 발열, 혈압 상승, 말초 신경 손상, 경련이나 의식 변화까지 초래하는 급성형 그리고 햇빛에 노출되었을 때 피부에 물집이 잡히거나 간지럼증, 심하게는 피부 괴사가 일어나기도 하는 피부형으로 나뉩니다.

뱀파이어의 질병?

피부형 포르피린증 환자의 피부가 광과민성(photosensitivity)을 보이는 원인은 포르피린이 몸 안에 쌓인 상태에서 햇빛에 노출되면 피부에 있는 비만 세포가 활성화되어 단백분해효소를 분비하고 이로 인해 진피와 표피증이 분리되기 때문입니다. 이렇게 되면 결국 피부가 약해지고 물집이 생깁니다.[9]

이 중에서 피부형 포르피린증의 증상 때문에, 드라큘라 백작과 같은 뱀파이어의 모티프가 사실 포르피린증 환자 아니었나 하는 이야기도 있습니다. 햇빛을 피해 다녀야만 하는 피부형 포르피린증 환자들과 햇빛에 닿으면 재가 되어 사라지는 뱀파이어 사이에 공통점이 있다고 생각했기 때문인 것 같습니다.

하지만 뱀파이어 문학의 대표격인 브램 스토커의 『드라큘라』(1897년)의 드라큘라 백작은 낮에도 활동할 수 있는 것으로 묘사되고, 햇빛에 닿으면 재가 되어버린다는 설정은 1922년에 만들어진 영화 〈노스페라

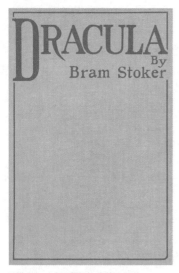

그림 6-2 『드라큘라』 초판본 표지

투〉에서 나온 것이라 특별한 연관성은 없어 보입니다. 그래도 드라큘라 백작 역시 햇빛 아래서는 자신의 여러 가지 신비한 능력을 쓸 수 없게 되는 식으로 약해지는 모습을 보입니다. 햇빛을 피해야만 하는 이유를 갖고 있는 것이죠.

사실 포르피린증으로 고생하는 환자로서는 이러한 이야기가 나오는 것이 달갑지 않을 겁니다. 햇빛을 피해야 한다고 뱀파이어와 같은 취급을 받는다면 매우 불쾌하겠죠. 따라서 포르피린증과 같이 특정한 외부자극을 피해야 하는 환자들이 있을 때 그들을 이해하고 배려하는 것이 필요하다고 생각합니다.

언젠가 피부형 포르피린증 환자들도 햇볕을 마음껏 쬘 수 있도록 하는 치료법이 나올 것이라 생각합니다. 의학은 그러기 위해서 존재하는 것이니까요.

7

동백아가씨의 죽음

이탈리아 오페라의 거장인 주세페 베르디(Giuseppe Verdi)의 수많은 오페라 작품 중 제가 가장 처음 '직관'했던 작품이 바로 〈라 트라비아타(La Traviata)〉*였습니다.

우리나라에서는 '동백아가씨'란 의미의 '춘희'로도 알려져 있는데요, 오페라 전체의 내용은 잘 모르시더라도 〈축배의 노래〉라는 제목의 흥겨운 노래는 한 번쯤 들어보신 적이 있을 것입니다.

〈라 트라비아타〉의 줄거리는 다음과 같습니다.

18세기 말 19세기 초의 파리에서 사교계의 꽃으로 불리던 아름다운 여인 비올레타는 화려한 파티를 열며 사치스럽고 향락적인 삶을 살고

● 오페라의 이탈리아어 제목의 뜻은 '길을 벗어난 타락한 여인'입니다. 비올레타의 신분과 살아온 방식을 좀 더 극명하게 드러내는 제목이라고 볼 수 있죠. 한국어 제목인 '춘희'는 이 오페라의 원작이라 볼 수 있는 알렉상드르 뒤마의 소설 제목인 『동백꽃 아가씨(La Dame aux camélias)』에서 따온 것입니다.

있었습니다. 그러던 어느 날 비올레타의 집에서 열린 파티에 참석한 알프레도라는 젊고 순진한(철없는) 귀족 청년이 비올레타를 보고 한눈에 반하여 그녀에게 구애를 합니다.

사실 이미 지병으로 인해 건강 상태가 좋지 않았던 비올레타는 사랑을 받아들이는 것에 망설였지만, 끈질기고 순수한 그의 구애에 결국 마음이 움직여 파리 교외에서 동거하기 시작합니다. 그러나 경제관념 없는 알프레도 때문에 비올레타가 마련해놨던 생활비는 모두 떨어져서 궁핍해졌고, 알프레도는 돈을 구하기 위해 잠시 그녀의 곁을 떠납니다.

그 사이에 자기 아들 돈으로 비올레타가 사치를 하고 있다고 오해한 알프레도의 아버지는 파리 교외의 저택으로 찾아갑니다. 하지만 비올레타의 돈으로 생활하고 있음을 알고 조금은 미안해하긴 했으나, 알프레도 여동생의 혼사를 위해 알프레도 곁을 떠나줄 것을 부탁합니다(귀족의 혼사엔 집안의 평판이란 것이 중요했으니까요).

비올레타는 알프레도를 위해 '이제 그만 헤어지자'는 내용의 편지를 써놓고 저택을 떠나고, 돌아와서 편지를 본 알프레도는 비올레타가 화려한 사교계 생활이 그리워 자기를 버린 것이라고 오해하며 분노에 휩싸입니다. 결국 파리의 한 파티장에서 다시 만난 비올레타에게 돈을 집어던지며 그녀를 모욕하죠. 사랑하는 남자에게 모욕을 당한 충격으로 비올레타는 정신을 잃고 쓰러집니다.

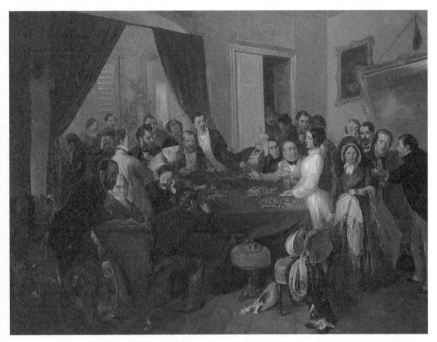

그림 7-1   칼 둥커가 그린 〈라 트라비아타〉의 파티 장면

비올레타의 순수한 마음을 알았던 알프레도의 아버지가(예상 외로 너무나 성격이 좋은 분) 미안한 마음에 그녀가 떠난 진짜 이유를 밝히며 아들을 꾸짖었고 알프레도는 그녀를 다시 만나기 위해 달려갑니다. 그러나 이미 비올레타의 몸 상태는 한계에 이르렀기에 알프레도의 품에서 행복했던 지난날을 떠올리며 숨을 거둡니다.

비올레타는 왜 젊은 나이에 죽었을까

내용만 보면, 신분 차이를 넘어선 사랑을 하지만 부모에 의해 헤어지고 엇갈리는 요즘 드라마와도 비슷하며, 불치병으로 인해 이별을 맞이하는 젊은 연인의 슬픈 사랑 이야기의 원조처럼 보이기도 합니다.

이 오페라의 애절한 스토리와 아름다운 음악도 인상 깊지만, 저의 경우엔 비올레타를 죽음에 이르게 하는 '병'에 눈길이 갔습니다. 그녀와 알프레도 사이를 영원히 갈라놓게 만든 질병은 과연 무엇이었을까요?

질병에 대한 힌트는 극 중에 나타나 있습니다. 1막의 〈축배의 노래〉가 끝난 후 비올레타는 '갑자기 심한 기침을 발작적으로 하고 기진맥진해 하는 모습'을 보입니다. 그리고 2막, 3막으로 진행할수록 비올레타는 점점 더 초췌해지고 쇠약해지며, 하녀 혹은 알프레도 앞에서 선홍색 피가 섞인 기침을 하는 모습을 보입니다.

비올레타의 외모는 확실히 아름답지만, 오페라 초연 당시의 콘셉트 아트나, 팸플릿, 오페라 장면을 묘사하는 그림 등을 보면 전반적으로

피부가 창백하고 마른 여성의
모습으로 표현됩니다.

실제 비올레타의 모델이었
다고 전하는 마리 뒤플레시스
(Marie Duplessis)* 역시 '큰 키에
검은 머리카락, 흰색 피부와 특
이하리만치 커다란 눈'을 가졌
다고 하며, 향락을 즐기며 몸을
잘 돌보지 않다가 쇠약해져서
20대 초반의 나이에 사망한 것
으로 알려져 있습니다.

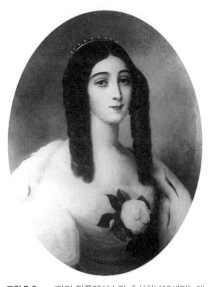

그림 7-2 〈마리 뒤플레시스의 초상화〉(19세기), 에
두아르 비에노 작품

마른 체구와 창백한 피부, 기침과 각혈, 그리고 전신쇠약감이 동반
되다가 사망하는 양상을 볼 때, 비올레타의 사망 원인은 폐결핵으로 생
각할 수 있습니다.

결핵은 결핵균(Mycobacterium tuberculosis) 감염에 의해 발생하는 질환
으로, 주로 공기를 통해 전파되며 이 균이 산소를 좋아하기에(호기성 세
균) 산소와 접촉하기 좋은 폐에 잘 걸리고(85퍼센트 이상), 여기에 있던 균
이 다른 장기까지 퍼져 나가면 림프절이나 뇌, 뼈, 신장에도 자리를 잡
고 증상을 일으킬 수 있습니다.

● 알렉상드르 뒤마의 연인이기도 했으며, 소설 『동백꽃 아가씨』의 주인공인 마르그리트
고티에(Marguerite Gautier)의 모델이기도 합니다.

폐결핵의 가장 흔한 증상으로는 피가 섞인 가래를 동반한 기침, 오한, 식은땀, 그리고 체중 감소 등이 있는데, 오페라 속의 비올레타가 경험했던 증상들과 매우 흡사합니다.

결핵의 증상을 보이고 있으나 아직 결핵균에 대한 효과적인 치료제가 개발되지 않았기에,[●] 대증치료밖에 할 수 없는 상황에서 휴식과 영양 보충은커녕, 파티 등을 즐기며 무절제한 생활을 하고 알프레도와의 이별로 인한 정신적 충격을 받은 상황이 비올레타의 건강을 악화시켜 더욱 빨리 죽음에 이르도록 만든 것으로 보입니다.

아직도 가야 할 길이 먼 폐결핵

실제 〈라 트라비아타〉의 배경인 19세기 파리는 도시화로 인해 많은 인구가 밀집하면서 결핵이 창궐하기 좋은 환경이 되었습니다. 게다가 전염병에 대한 지식도 부족하여 결핵 환자를 어떻게 격리하고 치료해야 하는지 대한 방법도 제대로 마련되지 않았습니다.

오페라 속 상황만 보더라도 비올레타는 사람들이 가득 모인 파티 중에 기침을 하고, 하녀나 알프레도도 기침을 하는 그녀 곁에 가까이 있습니다. 지금 같으면 비올레타는 바로 격리되고, 치료를 담당하는 의료진들은 N95 마스크를 착용하고 매우 주의를 기울여야 하는 상황이죠.

● 결핵의 치료제 중 하나인 이소니아지드(isonicotinylhydrazine)는 1951년에, 리팜피신(rifampicin)은 1967년에야 도입이 되었습니다.

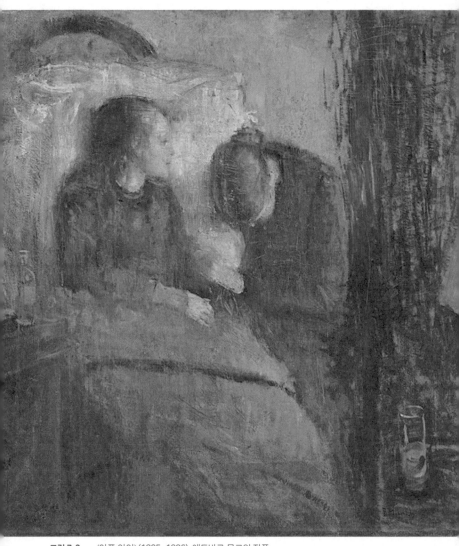

그림 7-3   〈아픈 아이〉(1885~1886), 에드바르 뭉크의 작품

어쨌든 19세기의 특수한 상황으로 인해, 수많은 사람이 결핵으로 죽어갔습니다. 작곡가 쇼팽, 『폭풍의 언덕』의 작가인 에밀리 브론테 그리고 그녀의 여동생 앤 브론테도 결핵으로 사망했다고 알려져 있습니다. 이런 탓인지 〈라 트라비아타〉를 비롯한 19세기 배경의 여러 예술 작품에는 결핵으로 사망하는 사람들이 많이 그려집니다. 푸치니의 오페라 〈라 보엠〉의 여주인공(미미)도 결핵으로 사망하며, 소설 『빨강머리 앤』의 등장인물 중 하나인 루비 길리스도 폐결핵으로 이른 나이에 사망합니다(죽은 후의 얼굴이 매우 아름다웠다고 표현되죠).

뭉크의 그림 〈아픈 아이〉는 폐결핵으로 사망한 누나의 모습을 화가가 그린 것입니다. 젊다 못해 어린 소녀가 창백하고 초췌한 모습으로 죽어가는 것을 슬프도록 아름답게 묘사하고 있죠. 죽어가는 어린 딸의 손을 잡고 슬퍼하는 것밖에 할 수 없는 어머니의 무력감이 느껴집니다.

결핵은 현대에 들어와 결핵균의 특성에 대한 파악(공기 감염으로 격리가 필요합니다)과 치료(다양한 항생제 치료) 및 예방법(BCG 접종) 개발로 〈라 트라비아타〉의 배경 시대만큼 치명적이진 않으나, 한 번 감염되면 치료가 오래 걸리며 약제에 대한 내성균도 잘 발생하여 여전히 많은 사람이 결핵에 의해 희생되고 있습니다.

2007년 기준 전 세계에서 약 930만 명이 결핵에 걸리고 180만 명이 사망한다는 보고가 있으며,[10] 한국에서도 2010년 기준 연간 3만 5천여 명씩 결핵에 걸리고 안타깝게도 이 중 2천여 명이 사망한다고 합니다.[11]

눈처럼 창백한 피부에 선홍색 각혈을 흘려야 했던 동백꽃 아가씨 비올레타의 가련한 사연이 그저 오페라나 소설 속 비극으로 남기 위해서는 아직도 가야 할 길이 먼 것 같습니다.

8

근대의 프로메테우스

『프랑켄슈타인』은 영국의 작가 메리 셸리가 1815년에 쓴 소설입니다. 최초의 SF라고도 불리는 이 소설의 내용은 많은 분들이 대강이나마 알고 있을 것입니다.

제네바에 살던 귀족이자(대학에서 다양한 분야의 과학 지식을 섭렵한) 과학자 빅터 프랑켄슈타인은 새로운 생명을 창조하고자 하는 욕망으로 '크리처(The Creature: 창조물)'를 만들어냅니다. 하지만 정작 자신이 만든 창조물의 모습에 놀라 도망쳐 버렸고, 창조주에게 버림받고 혼자 살아남은 창조물은 창조주를 복수하기에 이릅니다. 창조물의 복수로 인해 소중한 모든 것을 잃은 창조주는 결국 크리처를 쫓던 도중에 쇠약해져 사망하고 맙니다. 그리고 창조주를 잃은 크리처는 그 슬픔과 외로움에 절규하며 홀로 북극의 저편으로 사라집니다. 금단의 영역에 발을 들인 매드 사이언티스트의 비극적인 최후를 다룬 작품의 효시로도 볼 수 있죠.

물론 소설의 내용은 잘 몰라도 1931년 미국에서 만들어진 영화에서 목에 나사가 박힌 거구의 괴물로 묘사된 크리처의 모습을 떠올리는 분들이 많을 것입니다. 어쨌든 사람이 만든 괴물이 나온다는 기본적인 골자 자체는 꽤 유명하며, 원작은 이후에 여러 가지 형태로 재탄생되거나 (영화, 뮤지컬 등), 다양한 SF 소설과 영화에 영향을 주었습니다.

가장 최근의 작품 중에서는 마블 스튜디오의 영화인 〈어벤져스: 에이지 오브 울트론〉에 나온 토니 스타크와 울트론의 관계 역시 프랑켄슈타인—크리처 관계의 오마주로 볼 수 있지 않을까 싶습니다. 과학의 힘을 과신한 과학자가 만들어낸 창조물이 일으키는 예상 밖의 대참사를 다뤘다는 점에서는 매우 결이 비슷하니까요.

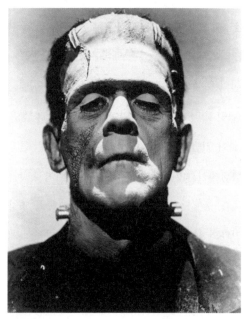

그림 8-1 1931년 유니버설 스튜디오에서 제작된 영화 〈프랑켄슈타인〉의 크리처. 이 창조물에게는 사실 이름이 없으나, 많은 사람들이 그를 만든 창조주의 성인 프랑켄슈타인을 이름으로 착각하곤 합니다.

크리처의 탄생

저는 1818년에 나온 이 소설의 초판에 있는 부제가 인상적이어서 더 흥미를 가지기도 했습니다. 초판에는 '프랑켄슈타인, 혹은 근대의 프로메테우스(Frankenstein: or The Modern Prometheus)'라고 쓰여 있는데, 작가가 그리려고 하는 주인공 빅터 프랑켄슈타인의 정체성을 잘 나타내고 있다고 생각합니다.

신의 고유한 권능인 생명 창조의 영역에 발을 들이고 싶어 하는 과학자라는 존재는 그리스 신화의 주신인 제우스의 뜻을 어기고 신의 창조물에 불과한 인간들에게 불을 전해주고 문명을 일으키게 해준 프로메테우스와 비슷하다고 볼 수도 있으니까요. 불을 통해 문명을 일구고, 지식이 발전하게 된 인간들이 결국엔 신에 대한 경외심이 줄어들어 자신들만의 세상에서 살아가게 되는 결과를 프로메테우스가 예상했는지는 모르겠으나, 어쨌든 신의 뜻에 저항한 존재이자 창조주를 뛰어넘는 창조물을 만들어내고자 했던 빅터 프랑켄슈타인이 처음 꿈꾸던 이상은 프로메테우스의 의지와 닮아 있습니다.

그리스 로마 신화나 성경에서는 인간을 돌 혹은 흙으로 빚어서 만들어냈으나(땅이 생명의 근원이라는 생각이 있었던 것이겠죠), 19세기 과학의 영향을 받은 이 소설에서는 인간의 시체와 동물의 장기가 신인류 창조의 재료로 그려집니다.

시체와 도살된 동물들의 장기를 모아서 이어 붙이고, 여기에 생명의 불꽃인 전기 자극을 가해 새로운 생명을 만든다는 콘셉트는 18세기 말에 활동하던 이탈리아의 생리학자이자 해부학자인 갈바니(Luigi Aloisio Galvani)의 실험에서 영감을 얻은 것으로 보입니다. 갈바니는 개구리 다리에 전류를 가하면 근육수축 현상이 발생하는 것을 관찰한 이후 생물체의 전기 작용에 대해 발표하는데요, 이를 갈바니현상(galvanism)이라고 합니다.

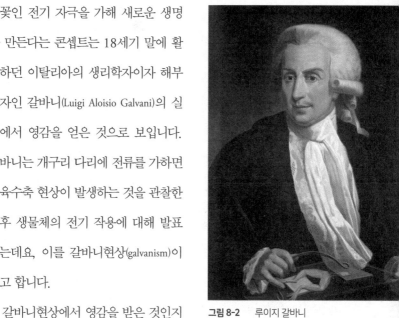

그림 8-2 루이지 갈바니

갈바니현상에서 영감을 받은 것인지 아닌지는 확실하지 않지만 어쨌든 소설 속 빅터 프랑켄슈타인은 '생명의 불꽃'이라는 개념에 집착하는데, 현대 의학의 관점에서 보면 생명의 불꽃이라는 개념이나 전기 자극을 통해 새 생명이 창조된다는 내용은 연금술에서 다루는 '현자의 돌'과 비슷한 수준으로 보입니다.

심장에 전기 충격을 가해 생명을 살리는 제세동기와 같은 의료 기구가 있긴 하지만, 이것은 심장이라는 독특한 장기의 특성(전기를 스스로 만들어내는)에서 나온 것일 뿐입니다. 사실 완전히 사망한 생물에 전기 자극을 가한다고 되살아나는 일은 없습니다.

그래도 고대와 중세시대에 생각하던 생명 창조 방법(흙으로 골렘을 빚어 만들어내는 방법)에서 벗어나, 시체와 동물 장기를 조합하고 전기를 가해 새로운 생명을 창조한다는 발상 자체는 과학의 시대에 좀 더 가까운 느낌을 줍니다. 재료와 방법이 19세기의 한계에 머물러 있을 뿐, 큰 틀에서 볼 때 현대 과학 기술이 로봇이나 사이보그, 혹은 인공장기를 만드는 방법과 유사한 점도 있기 때문입니다.

이 크리처의 창조 과정에서 특히 흥미로운 점은 인간의 시체와 동물의 장기를 섞어서 새로운 생명을 만들어냈다는 것입니다. 물론『프랑켄슈타인』의 작가가 21세기에 이루어지는 이종 장기이식(xenotransplantation)의 성공을 예견하고 글을 썼을 가능성은 크지 않습니다. 하지만, 2022년 돼지 심장 이식에 성공한 환자에 대한 기사 등을 접한 후 과거의 상상이 현실로 이루어지는 광경을 메리 셸리 작가에게 보여주고 싶다는 생각이 들었습니다.

아마도 19세기 초에 살았던 메리 셸리에게 장기이식이란 환상에 가까운 개념이며(1936년에야 신장 이식이 최초로 시도되었습니다. 그러나 환자는 이틀 후 사망합니다), 사람끼리의 장기이식조차도 얼마나 어려운 과정을 거쳐 이루어지는지 알 수 없었을 것입니다. 그렇기 때문에 소설에서 동물의 장기를 이식하고 생명의 불꽃을 이용해 새로운 사람이 탄생할 수 있다는 상상을 자유롭게 했다고 볼 수 있습니다. 마치 그리스 신화에서 밀랍으로 이어 붙인 이카로스의 날개가 태양에 가까워지자 녹아내렸다는 고대인들의 생각이 지구의 대기 상태와 고도에 따른 기온 변화에 대한 무지에서 나온 이야기였던 것처럼 말이죠.

현대에도 장기이식은 작게는 혈관 봉합 등의 문제도 있지만, 크게는 면역계의 거부 반응으로 인해 많이 실패합니다. 이런 문제를 줄이기 위해 각종 면역억제제의 복용과 같은 처치 과정이 필요한데, 이는 이식 수술만큼이나 중요합니다. 하지만 이러한 과정과 별개로 이식이 필요한 환자는 많으나 그 환자들에게 공급할 장기는 늘 부족하기 때문에 동물을 이용한 이종 장기이식에 대한 기대도 커지고 있습니다. 그리고 그 기대의 결실이 유전자변형 돼지를 이용한 피부 조식, 신장 및 췌장 세포 이식의 형태로 이루어져 왔으며, 최근에는 심장 이식까지 성공하였습니다.[12]

이종 장기이식 역시 동물 윤리 문제라든가, 이종 간에 발생할 수 있는 감염 문제 등 고려해야 할 것이 여전히 많이 남아 있는 영역이긴 합니다. 그러나 인간 수명의 연장 및 다양한 질병으로 인해 여러 장기의 손상이 발생하고 그에 대한 대책으로 장기이식이 필요하기에, 이 분야에 대한 지속적인 연구와 결점 보완이 이루어지고 있습니다.

소설에서처럼 유전자 변형도 면역억제제 전처치도 없는 동물 장기 이식은 현대 의학의 관점에서 볼 때 문제가 많지만, 그 상상력이 과학과 의학에 주는 영감은 의미가 있다고 생각합니다.

프랑켄슈타인은 왜 죽었을까

제가 이 소설에서 주목했던 또 다른 부분은 빅터 프랑켄슈타인의 죽음에 관한 것입니다. 빅터 프랑켄슈타인은 자기가 만들어낸 크리처를 쫓아 전 세계를 뒤지며 돌아다니다가 결국은 북극 탐험 중인 배에 구조되는 상황에 이릅니다. 이 과정에서 매우 쇠약해져 있던 빅터는 크리처를 쫓기 위해 배에서 내리려 했으나 결국은 하선도 못 하고 배에서 죽고 맙니다.

물론 프랑켄슈타인은 자신이 만든 괴물에 의해 소중한 가족과 친구들을 모두 잃게 되었다는 죄책감이 심했을 것입니다. 하지만 죄책감만으로는 젊은 남성이었던 빅터 프랑켄슈타인의 죽음을 설명하기엔 조금 무리가 있다는 생각입니다.

빅터 프랑켄슈타인의 사망은 19세기라는 시대 배경과 북극 탐험 중인 배라는 특수 상황 등을 고려할 때 비타민C 부족으로 인한 괴혈병(scurvy)이 원인이지 않을까 하는 추측을 해봅니다. 괴혈병은 비타민C가 부족하면 발생하고, 잇몸에서 피가 나는 질환 정도로 생각하기 쉽습니다. 하지만 비타민C 결핍이 장기화되면 멍이 잘 들고 상처 회복이 잘 안 되며, 신경병증, 전신 쇠약감, 발작, 발열 등을 동반하다 사망에 이를 수도 있는 병입니다. 이런 이유로 병의 원인에 대한 개념이 정확히 확립되기 전인 1930년대까지 괴혈병은 수많은 선원들을 죽음으로 몰고 간 원인 미상의 무서운 질병이었습니다.[13]

대항해시대부터 19세기까지는 괴혈병 예방에 정확히 무엇이 필요한지 몰랐습니다. 이에 운동, 선내 위생 개선 등 여러 가지 방법들이 동원되었으나 결국엔 장기 항해의 특성 상 선원들에게 비타민C가 들어있는 신선한 채소나 고기 등의 공급이 충분히 이루어지지 않아 괴혈병으로 인한 사망자가 발생하는 일이 지속되었습니다.

소설 속 북극 탐험과 비슷한 상황인 20세기 초 남극 탐험 과정에서 모험가 로버트 스콧(Robert Falcon Scott)이 탐험 중 사냥한 신선한 물개 고기를 먹고 괴혈병 증상이 호전되는 경험을 하였고, 이는 비타민에 대한 연구를 진행하는 계기가 되었습니다.[14]

빅터 프랑켄슈타인 역시 크리처를 쫓아 여기저기를 헤매다 보니 점차 영양공급이 소홀해졌을 가능성이 높습니다. 특히 마지막 부분에서 북극 탐험 중인 배에 구조될 정도로 추운 지방을 장기간 방황했다면 신선한 과일이나 고기 등을 섭취하지 못했을 것으로 추측할 수 있습니다. 당시 비상식량인 통조림이나 염장된 고기 등으로는 비타민C 공급이 거의 이루어지지 않았을 테니까요. 빅터를 구조해준 선박도 19세기라는 상황을 미루어볼 때 신선한 음식을 가지고 있지 않았을 것이기에 결국은 괴혈병에서 회복되지 못하고 사망한 것 같습니다.

생명의 불꽃과 생명 창조를 추구하던 과학자가 결국 생명이라는 의미가 담긴 비타민(라틴어로 생명을 의미하는 비타(vita)와 아미노산을 의미하는 아민(amine)을 합쳐서 만든 단어입니다) 부족으로 사망했다고 생각하니 상당히 아이러니하긴 합니다.

9

팡틴의 앞니

뮤지컬과 영화로 만들어지며 유명해진 『레 미제라블』은 프랑스의 소설가인 빅토르 위고가 남긴 걸작 중 하나입니다.

어린이들에게는 빵을 훔쳐서 19년의 감옥 생활을 하게 된 장발장이 한 성직자(주교)의 이해와 도움으로 개과천선하고, 성직자에게 받은 은식기와 은촛대 덕분에 돈을 마련하여 사업가로 성공하는 이야기로 더 잘 알려져 있습니다. 하지만 장발장의 개과천선 이야기는 첫 부분인 1부의 내용에 불과합니다. 실제 이 소설은 5부까지 이어지며 19세기 프랑스 민중들의 가난하고 비참한 삶의 모습, 1832년 6월 봉기의 시작과 실패, 그리고 핵심인물이라 할 수 있는 장발장의 죽음까지 다루고 있습니다.

뮤지컬, 그리고 뮤지컬을 토대로 만들어진 2012년 영화가 소설 『레 미제라블』의 전체적인 줄거리를 핵심만 뽑아 축약하여 빠르게 보여준다고 생각하면 될 듯합니다.

앞니까지 팔아야 했던 비참한 삶

'레 미제라블'이라는 제목대로 이 이야기 속
등장인물들은 대부분 매우 가난하며, 가난으
로 고통받는 삶을 살아갑니다. 주인공인 장발
장부터도 배고픔에 시달리는 조카를 위해 빵
을 훔치다가 감옥에 가게 되었으니까요. 굶는
사람을 보기 힘들 정도로 풍요로운 현대 사
회를 살아가는 사람들로서는 배고픔 때문에
도둑질까지 하는 모습이 이해하기 어려울 수
도 있지만 19세기 프랑스 하층민의 삶은 고
달프기 그지없었다고 합니다.

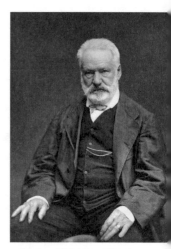

그림 9-1 빅토르 위고, 1876년

  이 불우한 등장인물 중에서도 가장 안타까운 인물이 있으니 바로
1부의 주인공격 인물인 팡틴(Fantine)입니다. 소설에서는 '햇살처럼 밝고
아름다운 금발, 진주처럼 고운 치아, 그리고 크고 푸른 눈'을 지닌 매우
아름다운 여성으로 표현하는데요, 영화에서는 배우 앤 해서웨이가 그
역할을 맡았습니다(머리카락과 눈의 색을 제외하면 앤 해서웨이와 굉장히 잘 어울리는
이미지라고 생각합니다).

  하지만 고아 출신인 팡틴에게 아름다운 외모는 결국 독으로 작용합

니다. 열여덟의 어린 나이에 서른 살 변호사 준비생의 꼬임에 넘어가 사귀다가 임신까지 했으나, 재미로 그녀를 만나던 남자에게 버려지고 결국 홀로 코제트라는 딸을 출산합니다.

미혼모가 된 팡틴은 자기 딸을 테나르디에 부부에게 맡기고 장발장이 운영하던 공장에 취직하여 열심히 딸을 키울 돈을 법니다. 이대로 평탄하게 일을 하고 딸을 다시 데려올 만큼의 돈을 벌 수 있었다면 좋았겠지만, 아름다운 팡틴의 정조를 의심한 빅튀르니앵 부인(장발장은 자신의 공장 직원의 정직성과 정조를 중요시했습니다. 본인이 도둑 출신인 걸 생각하면 좀 아이러니합니다)에 의해 미혼모라는 사실이 밝혀져 공장에서 쫓겨나게 되었습니다.

일자리를 잃고 오갈 데 없게 된 팡틴은 딸을 키울 돈을 벌어야 했기에(사악한 테나르디에 부부가 코제트를 학대하는 주제에 양육비를 부풀려서 요구하기도 했죠), 자신이 가진 소중한 것들을 모두 팔아야만 했습니다.

처음엔 햇살처럼 빛나는 머리카락을 잘라서 팔고, 그것으로도 모자라 진주같이 고운 앞니를 뽑아 팔고, 결국엔 몸까지 팔게 되죠. 팡틴이 점점 더 밑바닥으로 추락해가는 모습은 소설, 뮤지컬, 그리고 영화 모두에서 가장 비통한 장면 중 하나입니다.

이 대목에서 우리는 팡틴의 비참한 모습과는 별개로, '다른 이도 아니고 왜 앞니를 뽑아서 팔까?' 하는 의문이 듭니다. (영화나 뮤지컬에서는 어금니를 파는 것으로 나옵니다.) 차라리 금니가 있다면야 그걸 팔 수도 있겠지만, 앞니라는 것은 딱히 돈이 될 것 같지 않기 때문입니다.

팡틴이 앞니를 팔아서 돈을 마련할 수 있었던 이유는 19세기 유럽에서 다른 사람의 치아를 이용하여 현대의 임플란트와 같은 시술을 시도했기 때문입니다.

인간의 치아는 십대 중반에 유치가 영구치로 모두 바뀐 후에는 한번 손상되면 건강한 상태로 회복하기가 매우 어렵습니다. 치아 및 치주 질환에 의한 통증은 환자에게 큰 고통을 줄 뿐만 아니라, 치주염 같은 경우는 만성화되면 염증이 잇몸에 국한되지 않고 환자의 사망위험도 자체를 높이고, 특히 심혈관질환, 뇌혈관질환, 그리고 암에 의한 사망위험도를 높이는 것으로 알려져 있습니다.[15] 최근에는 치주 질환을 앓고 있는 환자가 COVID-19에 감염되면 중환자실에 가거나 인공호흡기를 사용하게 되는 등 중증도가 더 높아지는 경향이 있다는 연구 보고도 있습니다.[16]

20세기 이후에는 치아 관리에 대한 관심이 높아져 충치나 치주염이 생기지 않도록 주의해서 관리하고, 문제가 생긴 부분은 치과의사에게 치료를 받으며, 치아가 손상되어 제거해야 할 때는 임플란트 시술을 통해 보완하는 방법까지 사용하고 있습니다.

그러나 19세기까지는 현대와 같은 치아 관리나 복원에 대한 지식이 부족했습니다. 규칙적으로 양치질을 하거나 정기적인 검진을 받는다는 개념도 거의 없었고, 치아가 아플 경우 이발사나 대장장이에게 부탁해 이를 뽑아버리기도 했습니다. 그나마 그럴듯한 치아 관리법으로는 현대에도 종종 사용되는 방법인 소금물로 가글하기 정도가 있었습니다.

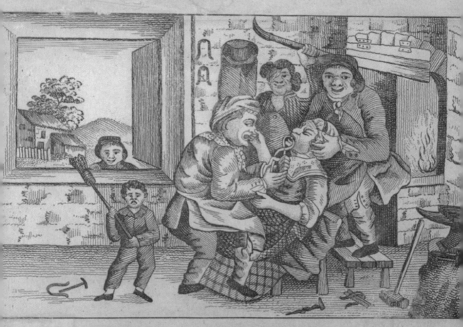

그림 9-2　대장간에서 발치하는 모습

브릿지와 임플란트

　물론 소실된 치아를 어떻게든 보완하려는 노력은 아주 오래전부터 있었습니다. 기원전 2500년경 이집트에서는 흔들리는 치아를 안정시키기 위해 금으로 만든 와이어로 고정을 했고, 페니키아인들은 상아로, 마야인들은 조개껍데기 등으로 빠진 치아를 대체했다고 합니다.[17]

　〈그림 9-3〉의 치아 치료는 브릿지 치료라고 볼 수 있는데요, 중앙의 두 개의 치아가 환자의 것이 아닌 기증자의 것이란 점에서 고대에 시행

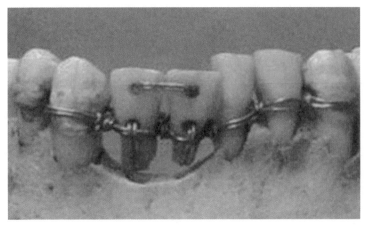

그림 9-3　고대 이집트 미라에서 발견된 치아 치료의 흔적

된 임플란트 치료의 일종으로도 볼 수 있겠습니다. 16~19세기의 유럽에서는 소외계층의 치아를 사거나 시체의 이를 뽑아 동종이식(allograft)의 형식으로 빠진 이를 대체하기도 했습니다.[18] 팡틴이 그녀의 고운 앞니를 팔 수 있었던 이유도 이와 같은 수요가 있었기 때문이죠.

　물론 타인의 치아를 사용한 임플란트 방법은 감염과 불안정성 등으로 인해 제대로 그 기능이 유지되지 않았기에, 20세기에 들어서야 인공적인 잇몸 뿌리를 만들어 이식하는 방식이 개발되기 시작했고 결국 현재의 임플란트 방법이 정립되기에 이르렀습니다.[19]

　『레 미제라블』에서 팡틴이 이를 뽑아 판 것은 당시 프랑스 하층민들의 비참함을 극대화하는 장치이자, 다시 얻을 수 없는 치아를 내준다는 점에서 딸에 대한 한없는 사랑을 표현하는 것이기도 합니다.

　현대를 살아가는 사람의 입장에서 조금 냉정하게 보자면 의학 발전

의 미진함으로 인해 발생한 일종의 장기매매 상황이기도 하지만, 지금
도 금전적으로 어려운 상황에 처한 사람들이 불법적으로 장기를 거래
하는 경우가 있다는 것을 생각해보면 시대를 초월한 안타까움이 느껴
집니다.

10

셜록 홈즈는 의사?

아서 코난 도일(Arthur Ignatius Conan Doyle)은 세계에서 가장 많이 영화화된 가상인물인 셜록 홈즈의 아버지로 유명한 영국의 작가입니다. 코난 도일은 작품 셜록 홈즈 시리즈 덕분에 작가라는 직업만을 가진 것으로 착각하기 쉬우나 원래 직업은 바로 의사(전문 분야는 안과)였습니다.

코난 도일은 1876년부터 1881년까지 에든버러대학교에서 의학을 공부했는데, 당시에도 종종 글을 써서 잡지에 기고하곤 했습니다. 의사가 된 후에는 포경선에서 선상 의사로 일하기도 했고, 1881년에 의학 및 외과학으로 석사학위를 받은 후에는 서아프리카 해안을 항해하는 군함에서 의사로 일하기도 하였습니다.[20] 이렇게 다양한 경험을 쌓던 코난 도일은 1885년 척수 매독(Tabes dorsalis)에 관한 논문으로 의학 박사학위를 취득하였습니다.[21] 이후 1882년부터 병원을 열고 일을 하였으나 환자가 많지 않아 수익도 매우 적었던 코난 도일은 환자를 기다리

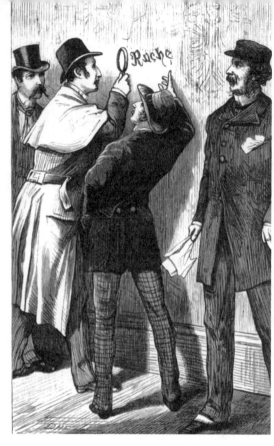

그림 10-1 『주홍색 연구』
삽화

는 동안 다시 글쓰기를 시작했습니다.

코난 도일은 1887년 셜록 홈즈 시리즈의 첫 소설인 『주홍색 연구』를 《비튼의 크리스마스 연감》 특집호에 발표하였습니다. 처음에는 인기를 얻지 못하였으나 1890년 후속작인 『네 개의 서명』을 발표하면서부터 이름을 알리기 시작하여, 1891년부터 《스트랜드 매거진(The Strand Magazine)》이라는 잡지에 셜록 홈즈 시리즈를 연재하기 시작하였습니다. 세금도 못 낼 만큼 환자가 없던 진료실이 위대한 추리소설의 탄생에 기여한 셈이죠.

의사였기 때문에 쓸 수 있는 이야기

여기서 다루고자 하는 『주홍색 연구』는 첫 셜록 홈즈 소설이자, 아서 코난 도일이 의사로 일하는 도중 쓴 작품이기에, 의사가 쓴 글이라는 느낌을 받을 수 있는 부분들이 상당히 많이 눈에 띕니다. 저도 의대에 입학하기 전에 읽었을 때는 '이게 그 유명한 셜록 홈즈 시리즈의 첫 소설이구나, 고전적이지만 매력이 있네' 정도의 감상을 느꼈지만, 의사가 되어 다시 읽어 보고 코난 도일이 의사로서의 정체성을 강하게 지니고 쓴 추리소설임을 알게 되었습니다. 제가 의사가 되고 나서 느꼈던, 소설 속에서 의사가 기술했다고 생각되는 부분들을 정리하면 이렇습니다.

『주홍색 연구』의 시작 부분을 보면, 셜록 홈즈의 친구이자 의사인 존 왓슨이 전투 중 총상을 당하는 모습이 나옵니다. 실제 1880년에 일어났던 영국·아프간 전쟁의 주요 전투 중의 하나인 마이완드 전투에 군의관으로 참전했던 왓슨은 '왼쪽 어깨뼈를 으스러뜨리고 쇄골 아래쪽 혈관을 스치는 총상'을 입게 됩니다. 초반에 짧게 기술되는 부분이지만, 코난 도일이 의사로서 총상을 본 적이 있고, 인체의 해부학적 구조(실제로 쇄골하 동맥과 정맥이 지나갑니다)를 잘 알고 있기에 가능한 묘사가 아니었을까 하는 생각이 듭니다.

부상을 당한 왓슨은 후방인 페샤와르(현재 파키스탄 북부 지역)로 이송이 되었는데, 상처를 회복하며 지내던 중 장티푸스에 걸려 고생을 합니다. 장티푸스는 살모넬라균(Salmonella enterica serovar Typhi) 감염에 의해 발생하는 수인성 전염병으로 실제로 인도는 장티푸스 유행 지역이기도 합니다.

장티푸스는 고열, 복통, 섬망 및 기타 전신 증상 등을 일으키고 제대로 된 관리와 치료를 하지 않으면 사망에 이를 수도 있는 질환입니다. 성인 장티푸스 치료에 많이 사용되는 퀴놀론(quinolone)계 항생제는 1962년에야 처음 개발되었으므로, 19세기를 살았던 왓슨은 대증치료만으로 질병을 견뎌내야 했을 것입니다. 그렇게 장티푸스로 심하게 앓고 난 왓슨은 야윈 모습으로 영국으로 귀국합니다. 왓슨이 장티푸스에 걸려 고생하는 내용은 정말 짧게 언급하고 지나가지만, 작가가 의사가 아니었다면 실제 장티푸스 유행 지역을 파악하고 또 어떠한 방식으로 질환에 감염되었는지를 그려내지는 못했을 것입니다.

코난 도일에 영향을 준 의사 조셉 벨

영국 런던으로 돌아온 왓슨은 자신이 지낼 하숙집을 구하면서 비싼 집세를 나누어 낼 수 있는 룸메이트를 찾던 중, 이전에 근무하던 병원에서 알고 지냈던 스탬퍼드라는 사람을 만나 셜록 홈즈를 소개받습니다. 스탬퍼드는 셜록 홈즈가 과학 분야에 상당한 지식을 갖췄지만 약간 이상한 사고방식을 지녔다라고 설명하는데, 왓슨은 처음에 이 이야기를 듣고는 셜록 홈즈가 자신과 같은 의학도일 거라고 생각합니다. 과학 분야에 종사한다는 설명에 의학도를 떠올리는 것부터가 작가가 의사로서의 정체성을 강하게 드러내는 부분이라는 생각이 들었습니다.

왓슨과 홈즈가 처음 만나는 장면도 예사롭지 않습니다. 첫 만남에서 홈즈는 혈액 속의 헤모글로빈과 반응하여 침전되는 시약을 개발하는 실험을 하고 있었습니다. 이 약으로 범죄 현장의 혈흔을 찾아내고자 하는 것이 목적이었죠. 이 부분 또한 혈액의 성분을 자세히 알고 있는 의사이기에 쓸 수 있으며, 이러한 성질을 지닌 화학약품이 훗날 실제로 개발된다는 점까지 생각하면 더욱 흥미롭게 느껴집니다. 현재 우리가

범죄 관련 프로그램 등에서 흔히 접하는 물질인 루미놀(luminol: 1937년에 독일 과학자에 의해 개발되었습니다)이 바로 셜록 홈즈가 개발하고자 하던 시약과 같은 역할을 하고 있으니까요.

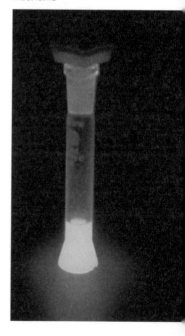

그림 10-2　루미놀의 화학발광. 1937년에 개발된 이 물질은 혈액의 성분인 헤모글로빈 내의 철분과 반응하기 때문에 범죄 현장 내의 혈흔을 찾아내는 데 도움이 됩니다. ⓒ David Muelheims

셜록은 자신의 실험 결과를 설명하고 나서 왓슨과 인사를 나누는데, 그때 왓슨이 아프가니스탄에 다녀온 사실을 바로 맞혀서 왓슨을 깜짝 놀라게 합니다. 홈즈의 말에 왓슨은 큰 흥미를 느꼈고 결국 홈즈의 하숙집에 입주하기로 합니다. 그리고 입주 후 홈즈와 이야기하던 중 자신이 아프가니스탄에 다녀온 사실을 어떻게 알았는지에 대한 답을 듣습니다. 이 부분이야말로 코난

도일이 셜록 홈즈를 의사의 특징을 더해서 창조한 탐정이라는 것을 잘 알려주는 지점이기도 합니다.

셜록 홈즈는 왓슨이 군인 티가 나는 의사이므로 군의관이라는 것을 추론하였고, 악수하면서 본 피부는 하얀데 얼굴이 검은 편인 것을 보았을 때 최근에 열대 지방에 다녀온 사람이며, 얼굴이 야윈 것을 보니 병을 앓았고 왼팔 움직임이 부자연스러운 것을 보고 부상을 당했음을 알아냈다고 하였습니다. 또한 당시 영국 상황을 종합해 봤을 때, 군의관이 부상당할 만큼 고생하는 열대 지방은 아프가니스탄밖에 없다고 설명합니다.

물론 실제로 아프가니스탄은 대륙성 기후 지역이긴 하지만, 코난 도일이 살고 있던 영국과 비교해서는 여름에 극히 더워지는 기후(7~8월에는 섭씨 50도 가까이 기온이 상승합니다)라 열대 지방이라고 표현한 것 같습니다.

이렇게 왓슨의 정체를 파악한 이후, 셜록 홈즈는 왓슨에게 자신의 추리에 대한 지론(탐구자는 어떤 상황에서든 상대방의 모든 특징을 토대로 그의 직업을 알아낼 수 있어야 한다)과 하숙집에 방문한 심부름꾼이 퇴역한 해병대 하사관임을 맞힌 근거를 설명해주면서 탐정으로서의 놀라운 천재성을 보여줍니다.

이 부분은 뛰어난 임상의사의 모습과도 어느 정도 닮아있습니다. 진료실을 방문한 환자의 전반적인 상태를 자세히 관찰하여 그 정보를 진료에 활용하는 것은 의사들에게 흔히 있는 진료 기술이며, 의사와 같은 셜록의 추리 과정은 코난 도일이 그의 선배 의사인 조셉 벨(Joseph Bell)의 진료를 참관하고 영감을 얻어 창조한 것이기도 합니다.

코난 도일은 『주홍색 연구』를 발표하기 10년 전인 1877년에 조셉 벨의 사무원으로 일하면서 진료 모습을 지켜볼 수 있었는데, 당시 피부병에 걸린 남성 환자를 문진(history taking)하는 장면은 미래에 탄생할 탐정 셜록 홈즈와 아주 흡사해 보입니다.[22]

벨은 환자와 잠시 대화를 나누고 나서, 그 환자가 제대한 지 얼마 되지 않은 부사관이고, 하이랜더 연대(스코틀랜드 출신 병사들이 모여 있는 연대)에 속해 있으며, 군생활은 바베이도스(카리브해에 있는 열대 기후의 섬나라)에서 했음을 알아냅니다.

어떻게 이런 결론을 내릴 수 있었는지 코난 도일이 묻자(마치 왓슨처럼), 벨은 환자의 신사적이나 딱딱한 행동에서 부사관임을 알 수 있었고, 진료실에 들어와서 모자를 벗지 않는 모습은 제대한 지 얼마 되지 않아 군대 생활 습관이 남아있는 것으로 볼 수 있으며, 권위적인 성격(혹은 독특한 억양)을 보니 스코틀랜드 출신 같은데, 스코틀랜드 출신이라면 보통 하이랜더 연대에 배속된다는 사실을 이야기합니다. 마지막으로 환자가 앓고 있는 피부병이 상피증(elephantiasis)인데, 이 질환은 기생충 감염에 의해 림프관이 막혀서 일어나는 것으로 당시 영국군이 이 기생충에 감염될 만한 곳은 서인도제도 지역(바베이도스가 속한 지역으로, 실제로 바베이도스는 1966년까지 영국령이었습니다)이므로 바베이도스에 다녀온 것으로 추론했다는 이야기였습니다.[23]

풍부한 의학적 지식과 뛰어난 관찰력을 고루 갖춰야 가능한, 벨의 경이로운 진단 과정에 감명을 받은 코난 도일은 이 모습을 자신의 작품 속 주인공인 셜록 홈즈에게 투영합니다(실제 조셉 벨은 잭 더 리퍼 사건에 대한 분석을 제시하는 등 여러 범죄사건 수사에 협조한 바가 있습니다). 그렇게 셜록 홈즈는 누구보다 뛰어난 관찰력과 추리력을 지닌 탐정으로서 독자에게 강한 인상을 남기는 전설적인 존재로 태어납니다.

셜록 홈즈 시리즈는 모두 매력적인 작품이지만, 초기 작품인 『주홍색 연구』는 읽으면 읽을수록 진료 기록지를 읽는 듯한 묘한 느낌을 주는 작품입니다. 그런 의미에서 의사가 질병의 원인을 알아내고 치료해 가는 과정이, 사건 현장을 관찰하고 증거를 수집한 후 범인을 찾아내는 셜록 홈즈의 추리 과정과 닮았다는 점을 생각하면 더욱 재밌게 읽을 수 있을 것입니다.

이 글을 읽는 여러분들도 셜록 홈즈가 보여주는, 경험 많은 의사의 진료와도 같은 『주홍색 연구』의 추리 세계를 경험해 보시길 바랍니다.

◆ 11

영원한 이별

『작은 아씨들』은 미국의 작가인 루이자 메이 올콧(Louisa May Alcott)이 1868년에 출간한 소설입니다. 워낙 유명하고 인기 있는 소설이라 여러 차례 영화화되기도 하였고, 애니메이션으로 만들어지기도 했습니다.

이 소설은 남북전쟁 시기인 1860년대 미국 북부 매사추세츠의 작은 마을을 배경으로 목사 아버지를 둔 중산층 가정 안에서 성장하는 네 자매의 이야기를 다루고 있습니다.

평범하고 소박한 집안 분위기 안에서 네 명의 소녀가 성장하는 모습이 따뜻하면서도 유머러스하게 그려져 있어, 책을 읽다 보면 실제 존재하는 자매들의 모습을 지켜보는 기분이 들기도 합니다.

『작은 아씨들』의 가장 큰 매력은 네 명의 자매가 가진 개성이 매우 뚜렷하다는 점입니다.

첫째인 메그(마거릿의 애칭)는 자매 중에서 가장 아름다운 외모와 차분한 성격을 지닌 소녀로, 장녀답게 책임감이 강하지만 그 나이 또래 소녀답게 부잣집을 동경하는 허영심도 함께 가지고 있습니다. 글을 읽다 보면 19세기 말이라는 시대가 요구하는 참한 여성상이 메그가 아니었을까 하는 생각이 들기도 합니다. 어쨌든 메그는 결국 부유함보다는 사랑을 택하여 약간은 가난하지만 단란한 가정을 꾸립니다.

둘째인 조(조세핀의 애칭)는 어찌 보면 가장 '신여성' 같은 스타일로, 털털하고 말괄량이 같은 성격을 지닌 작가 지망생 소녀입니다.

상상력이 풍부하고 행동력이 넘치기에 소설 속 네 자매 중에서도 가장 주인공처럼 느껴집니다. 작가가 되고 싶다는 꿈을 좇아 노력하는 멋진 여장부 같은 모습을 보여주기도 하지만, 이웃 부잣집(로렌스 가문) 소년인 로리와의 우정 이상, 사랑 미만의 묘한 기류를 형성하는 역할도 맡고 있습니다.

셋째인 베스(엘리자베스의 애칭)는 가장 상냥하고 수줍음 많은 성격을 지닌 소녀로, 몸이 허약하여 집에서 공부하며 지내고 있습니다. 또한 피아노 연주에 재능이 있어, 로렌스 가문에서 피아노를 칩니다. 자매들 중에서 가장 온화하여, 마치 가족의 평화 수호자 같은 역할을 맡고 있습니다. 워낙 다정하고 동정심이 많아 같은 마을에 사는 가난한 훔멜 집안의 어린아이가 병에 걸리자 헌신적으로 간호해주기도 하죠. 제가 개인적으로 가장 좋아하던 캐릭터이기도 했습니다.

넷째인 에이미는 정말 막내다운 성격을 가지고 있는, 귀엽지만 고집 있는 소녀입니다. 금발에 푸른 눈을 지닌 요정 같은 외모지만, 코가 살짝 낮은 게 고민이라 자기 전에 빨래집게로 코를 집고 자는 행동을 반복하기도 하고 학교에 몰래 간식을 들고 갔다가 크게 혼나는 등, 응석받이 막내의 전형을 보여줍니다.

둘째 언니인 조가 연극 공연에 데려가 주지 않는 것에 화가 나서, 언니가 쓴 소중한 소설 원고를 다 태워버리고 크게 싸우는 모습을 보면, 현실 속 형제자매 싸움처럼 느껴집니다. 다시는 서로 안 볼 것처럼 싸웠다가 특별한 계기로 인해 극적으로 화해하는 과정도 매우 현실 자매 같죠.

현실 자매들의 이야기

실제로 이 소설은 반쯤은 작가의 자전적인 이야기라고 볼 수 있는데, 『작은 아씨들』에 작가인 루이자 메이 올콧의 가정사가 투영되어 있기 때문입니다.

작가의 아버지인 아모스 브론슨 올콧(Amos Bronson Alcott)은 철학자이자 교육자였는데, 소설 속 아버지보다 훨씬 더 검소와 절제를 강조했기에 루이자는 아버지를 존경은 했어도 편하게 느끼진 못했던 것 같습니다. 아마 아버지에게서 충분하게 받지 못했던 다정함과 포용력을 소설 속의 온화하고 이해심 많은 아버지에게 부여했던 것 아닐까 싶습니다.

소설 속 네 자매처럼 루이자에게도 위로는 언니, 아래로는 두 명의 동생이 있었습니다. 루이자가 『작은 아씨들』 속 둘째이자 작가 지망생

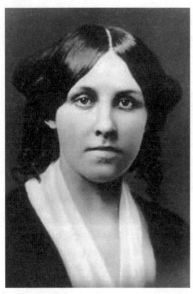
그림 11-1 『작은 아씨들』의 작가인 루이자의 20세 때 모습

으로 나오는 조에게 본인의 모습을 담았음을 알 수 있죠.

『작은 아씨들』 속 가장 슬픈 사건 역시, 루이자가 실제 겪었던 일을 바탕으로 쓴 것으로 보입니다. 그 사건이란 바로, 자매 중 셋째인 베스의 죽음이죠.

자매들끼리 사이좋게, 혹은 투덕거리기도 하면서 평온하게 살아가던 마치 집안에 비극이 그림자를 드리우는데, 이는 앞서 잠시 언급했던 '베스가 홈멜 집안의 어린아이(baby라고 표현한 것을 보면 굉장히 어린아이였던 것 같습니다)를 돌봐 주던 일'과 관련이 있습니다.

이 아이는 성홍열(scarlet fever)에 걸린 상태였는데, 베스가 아이를 헌신적으로 간호하다가 감염되고 만 것입니다. 베스는 성홍열로 인한 고열 등의 증상으로 고생하다가 처음에는 어느 정도 회복하는 듯 보였습니다. 그러나 결국 몸이 매우 약해진 상태로 지내다가 3년 정도 지난 후에 죽고 맙니다. 베스의 죽음에 대한 내용은 작가의 여동생인 리지(Lizzie: 이 여동생의 실제 이름도 엘리자베스였습니다)가 성홍열 감염 후유증으로 인해 22세에 요절한 상황과 매우 흡사합니다.

베스는 왜 3년 후에 죽었을까

저는 『작은 아씨들』을 십대 초반에 처음 접했는데, 가장 좋아하던 캐릭터인 베스가 죽는 모습에 상당한 충격을 받았습니다. 소설에서 너무나도 상냥하고 다정하던 소녀가 어린 나이에 속절없이 죽게 되는 상황이 너무 안타까워서 '성홍열'이란 병명이 뇌리에 박힐 정도였으니까요. 그리고 의대에 와서 성홍열이라는 질병이 무엇인지 정확히 알게 되었고, 이 병에 대해 알게 되자 왜 베스가 감염에서 회복되고도 쇠약해지고 3년 후에 사망하게 되었는지 그 까닭을 이해할 수 있었습니다.

성홍열은 A군 베타 용혈성 연쇄구균(Group A β-hemolytic Streptococci)이란 세균에 의해 발생하는 급성 감염성 질환으로, 고열(섭씨 38도 이상), 인후통, 복통, 그리고 전신에 나타나는 발진을 특징으로 합니다.

특히 전신에 발생하는 발진이 병명인 성홍열(猩紅熱)에 맞게 아주 붉게 나타나는데, 보통 얼굴과 목에서 시작해 몸통과 팔다리로 퍼져 나가는 양상을 보입니다. 팔목, 무릎, 목, 사타구니와 같이 피부가 접히는 곳은 더욱 진하고 어두운 붉은색을 보입니다. 혀는 질병 초기에는 회백색으로 코팅된 것처럼 보이다가 점차 아주 붉고 울퉁불퉁한 모습을 보여서 딸기혀(strawberry tongue)라고 부르기도 합니다.

임상 증상이 독특하지만, 다른 질환과의 감별(풍진이나 약물 유발성 발진 등)이 필요할 수 있고, 현대에는 편도나 인두에서 균을 채취하여 배양 검사를 하거나, 혈액에서 항원을 검출하는 방법 등을 통해 정확한 진단을 내릴 수 있습니다.

이 질환은 5~15세 사이의 어린이들에게 가장 많이 발생하지만, 영유아에게도 발생할 수 있으며 성인도 감염될 수 있습니다.

예방을 위해서는 손을 잘 씻고, 환자와 식기 등을 공유하지 않도록 주의하며, 기침이나 재채기를 통해 균이 퍼지는 것을 막기 위해 환자에게 마스크를 쓰도록 하는 것이 필요합니다. 치료는 페니실린이나 아목시실린(amoxicillin) 같은 항생제를 투여하고, 아세트아미노펜 등으로 발열과 인후통을 조절하는 방식으로 진행됩니다.

현대에는 항생제 사용을 통해 굉장히 잘 치료되는 병이지만, 여러 가지 사정으로 충분한 치료를 받지 못할 경우에는 류마티스 열로 이어져, 심장, 관절, 피부, 신경계 등에 영향을 주는 심각한 염증성 질환으로 악화될 수 있습니다.

소설 속 베스는 간호를 위해 성홍열에 걸린 아이와 많은 접촉을 했고, 현대와 같은 의학 지식이 없었기에 손 씻기나 마스크 쓰기 등의 예방 조치를 취하지 못해 성홍열에 감염된 것 같습니다.

감염 이후 성홍열 특유의 고열과 발진 등의 증상에 시달리다가 처음엔 회복했지만, 결국 항생제 치료 등을 받지 못했기에(페니실린은 베스가 살던 시대로부터 60년 정도 지난 시기인 1928년에 발견됩니다), 류마티스성 심장 질환(보통 심장 판막에 이상이 생깁니다)이라는 후유증이 발생한 것으로 보입니다. 그래서 끊임없이 쇠약해지다가 결국 3년이 지나 사망에 이르게 된 것이죠.

루이자는 동생 리지가 성홍열에 감염되고 그 후유증으로 인해 죽는 것을 지켜보았기에 소설 속 베스의 죽음도 표현할 수 있었던 것 같습니다.

의료인이 아니었던 루이자가 성홍열이란 질환을 언급하고 후유증으로 사망하는 상황(일반적인 경우라면 고열과 붉은 발진이 나는 급성 감염 상태까지만 들어본 적이 있을 것입니다)까지 소설 속에 표현할 수 있었던 것은 가족의 죽음을 지켜볼 수밖에 없었던 안타까운 경험이 있었기 때문이죠.

『작은 아씨들』은 19세기를 배경으로 한 소설이지만, 가족 간의 사랑과 개성 넘치는 소녀들의 성장기를 보여준다는 점에서 언제 읽어도 재밌고 마음이 포근해집니다. 그러나 의사의 관점에서는 지금은 치료할 수 있는 병으로 죽어가야 했던 베스와 이름 모를 아기의 사연이 참 안타깝게 느껴집니다. 아마 이 소설이 21세기에 나왔다면 베스도 성홍열에서 잘 회복되어 다른 자매들과 함께 울고 웃으며 멋진 어른으로 성장하는 모습을 보여주었을 것입니다. 소설 속의 베스는 가족들과 영원히 이별하게 되었지만, 21세기를 살아가는 작은 아씨들은 모두 건강하고 행복하기를 바라봅니다.

유년의 끝

『빨강머리 앤(Anne of Green Gables)』은 1908년에 출판된 책으로, 소설 속 주인공인 사랑스러운 소녀 앤 셜리는 캐나다의 작가 루시 모드 몽고메리(Lucy Maud Montgomery)에 의해 탄생하였습니다.

이 소설은 작가 본인의 고향이기도 한 프린스에드워드 섬(Prince Edward Island: 캐나다에서 가장 작은 주입니다)을 배경으로 하며, 실제 그 섬에 있는 사촌의 집인 '초록색 지붕집'도 등장합니다.[24]

그래서인지 책을 읽다 보면 풍경이 현실감 넘치게 묘사되어 있고, 프린스에드워드 섬의 에이번리(Avonlea: 실제로는 캐번디시라는 도시가 배경입니다)에 가보고 싶다는 생각이 듭니다.

특히 앤이 사랑하는 초록색 지붕집과 짚 앞의 '눈의 여왕님(벚나무)', 빛나는 호수를 직접 눈에 담고, '환희의 흰 길(사과나무 길)'과 자작나무 길을 거닐고 싶다는 생각이 절로 들죠.

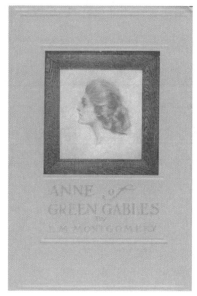

실제로도 수많은 팬들이 성지순례 하듯이 섬을 방문하고 있다고 합니다. 저도 프린스에드워드 섬과 초록색 지붕집에 꼭 한 번 가보고 싶다는 생각을 여전히 하고 있습니다.

소녀에서 어른으로

소설을 원작으로 한 일본 애니메이션(세계명작극장, 1979년)을 기억하고 있는 분들이 많을 텐데요, 특유의 동화 속 삽화 같은 그림체와 서정적인 분위기 덕분에 '빨강머리 앤'을 더욱 사랑하는 것 같습니다.

여하튼 소설이든 애니메이션이든 간에 이야기의 대략적인 줄거리는 고아지만 밝은 성격과 풍부한 상상력을 지닌 소녀 앤이 커스버트 남매(오빠 매튜, 여동생 마릴라)가 사는 집에 입양되어 다이애나라는 소중한 친구를 사귀고, 학교를 다니며 총명함을 뽐내고, 길버트 브라이스라는 소년과 사랑에 빠지는 내용입니다.

앤 특유의 호기심 많고 자존심 강하며, 꿈꾸는 듯한 태도로 인해 여러 가지 소소한 사건이 벌어지기도 하지만(자신의 이름 끝에 꼭 'E'를 붙여달라고 강조하고, 머리카락을 검게 물들이려다가 망친다거나, 자기를 홍당무라고 놀린 길버트의 머리를 석판으로 내려치기도 하고, '샬롯의 아가씨' 흉내를 내보려다가 물에 빠져 죽을 뻔 하는 등…), 전반적으로 자신을 입양한 커스버트 남매와 진정한 가족이 되어가고 평온하면서도 아름다운 시골마을 에이번리에 적응하며 살아가는 모습이 잔잔하게 그려집니다.

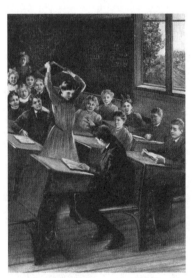

그림 12-2 앤이 길버트를 내리치는 장면. 1908년판 『빨강머리 앤』의 삽화

고아의 신분으로 낯선 동네에서 살게 된 앤이 밝게 지낼 수 있었던 것은 타고난 성격이 밝은 덕분이기도 하지만, 주위 사람들의 애정과 지지 덕분이기도 했습니다. 그중에서도 그녀를 입양한 커스버트 남매, 특히 매튜 커스버트의 역할이 가장 컸다고 생각합니다.

조용하고 (동네 여성들과 대화하기 어려워 할 정도로) 수줍음이 많지만, 친절하고 선량한 성격의 매튜는 입양을 통해 만난 앤에게 진정한 가족의 사랑을 보여준 훌륭한 어른이기도 합니다. 원래 커스버트 남매는 농장 일을 도와줄 남자아이를 입양하려 했으나 소개인의 착오로 여자아이인 앤이 오게 되었고, 이에 마릴라는 앤을 돌려보내려 했습니다.

하지만 매튜는 자신을 입양해줄 사람들과의 새 삶에 대한 희망으로 부풀어 있던 앤의 마음을 알았기에 아이를 돌려보내는 데 반대합니다. 사실 매튜의 조용한 성격을 볼 때, 자기주장이 상당히 강한 여동생 마릴라의 뜻에 반대한다는 것 자체가 이례적이었고, 게다가 자신의 일을 도와줄 수 없는 여자아이를 입양 결정하는 것 자체가 본인에게는 손해였을 것입니다.

그럼에도 매튜는 아이의 꿈을 짓밟기 싫었던 다정한 어른이었기에 앤을 가족으로 받아들이고, 외롭고 힘들게 살아왔던 앤에게 '아버지의 사랑'이란 무엇인지 보여줍니다.

매튜는 앤에게 엄격한 모습을 보이는 마릴라를 대신하여 종종 간식을 사다주기도 하고, 앤이 너무나도 입고 싶어하던 부푼(퍼프) 소매 드레스를 마련해주기도 합니다. 영민한 앤이 학교에서 우수한 성적을 거두고 결국 퀸 학원이라는 고등교육기관에 수석 입학하기까지 계속해서 응원해주던 매튜는 남자아이 대신 자신이 와서 미안하다고 마음을 전하는 앤에게 '너는 자랑스러운 내 딸'이라고 말해 앤과 독자들에게 큰 감동을 줍니다.

이렇게 약간은 동화 같은 느낌도 나던 소설의 분위기가 좀 더 무겁

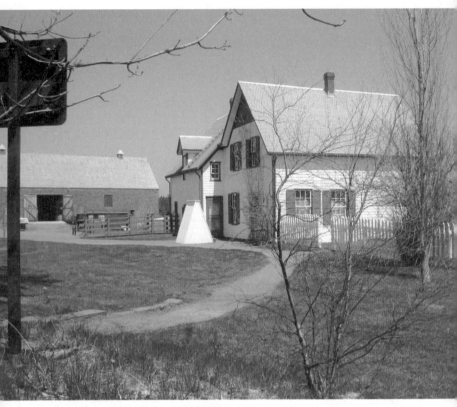

그림 12-3　캐번디시에 있는 초록색 지붕집

고 진중해지는 방향으로 바뀌는 분기점이 되는 사건이 벌어집니다. 바로 매튜의 죽음입니다. 선량하고 다정한 매튜가 갑자기 죽으면서, 앤은 초록색 지붕집의 소녀에서 진정한 어른으로 다시 태어납니다.

매튜의 죽음

매튜는 앤이 퀸 학원을 졸업하고 대학 입학을 앞둔 날, 자신의 전 재산을 맡겨 놓은 은행의 파산 소식을 듣고 충격을 받아 심장마비로 사망합니다. 앤이 더 큰 세상으로 나아가기 직전에, 게다가 입양으로 시작되었지만 사랑으로 진정한 가족이 되었음을 확인하는 훈훈한 장면들이 이어지다가 갑자기 매튜가 사망하게 되었을 때의 충격은 앤과 독자들 모두를 슬픔에 빠뜨리기에 충분했습니다.

매튜의 심장 상태가 좋지 않다는 언급은 작품 안에서도 종종 나옵니다. 매튜의 심장이 약해서 마릴라가 치료용으로 딸기술을 담가 놓았다(사실 술은 심혈관 질환에 도움이 되지 않습니다)고 이야기하는 부분도 나오고 또 매튜도 가슴 통증과 답답함을 호소하기도 합니다. 앤의 친구 다이애나가 딸기술을 술인 줄 모르고 마셔서 만취하는 사건이 일어나기도 하죠.

아마도 매튜는 심혈관질환, 좀 더 정확히는 허혈성 심장질환(Ischemic heart disease: 심장에 혈류를 공급하는 관상동맥이 막혀서 발생하는 병입니다)을 앓고 있었으나, 소설의 배경인 1880년대의 의학 수준에서는 특별한 예방이나 치료 조치를 받지 못했던 것 아니었을까 싶습니다.

사망 당시 65세 정도의 나이, 그리고 평소 피고 있던 담배가 심혈관 질환의 위험 요인으로 작용했을 것으로 생각되며, 중간에 잠시 가슴이 답답하고 아팠던 사건 역시 급성심근경색 증상이 나타났다가 운 좋게 호전되었던 것으로 보입니다.

매튜가 기저에 고혈압이나 당뇨병을 앓고 있었을 가능성도 완전히 배제할 수는 없지만, 심혈관 질환의 위험 요인인 고혈압이나 당뇨병에 대한 인식이 부족했던 19세기 당시에는 그와 같은 질병을 진단할 수도 없었을 것입니다.

당시에는 혈압이나 혈당이 정상인지를 정확히 측정할 방법도 없었고(최초의 현대적 형태의 혈압계는 1881년에,[25] 혈당 측정기는 1960년대에[26] 만들어졌습니다), 그에 대해 알았다고 한들 높은 혈압을 정상으로 만들거나 혈당을 떨어뜨리는 효과적인 치료법도 개발되지 않았으니까요.

그림 12-4 1881년에 최초의 혈압계를 발명했던 유대계 오스트리아인 의사인 새뮤얼 칼 폰 바슈(왼쪽). 러시아의 의사인 니콜라이 코로트코프가 사용한 1910년경의 혈압계(오른쪽)

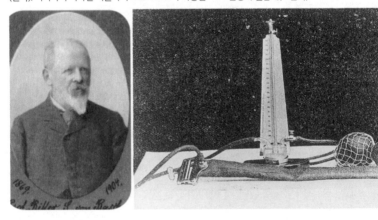

특히 심혈관 질환의 가장 강력한 위험 요인인 혈압 같은 경우는 소설 속 매튜의 다음 세대 정도라 볼 수 있는 미국의 대통령 프랭클린 루즈벨트(1882~1945)조차도 제대로 조절 받지 못해 심부전, 신부전, 뇌경색 등이 발생했고, 결국에는 63세라는 비교적 젊은 나이에 뇌출혈로 사망하고 맙니다.[27]

1950년대에 들어와서야 이뇨제 계통의 혈압강하제가 고혈압 환자에게 쓰이기 시작했는데, 그 이전에는 안정제를 처방하거나 염분과 지방을 덜 섭취하는 식이조절 등이 고혈압의 치료 방법으로 적용되었습니다.[28]

매튜의 직접적인 사망원인으로 생각되는 허혈성 심질환은 1870년대에 니트로글리세린(혈관 확장 및 심근으로의 혈류 공급 증가 효과가 있습니다)을 사용하는 방법이 제시되긴 했었습니다.[29] 그러나 니트로글리세린의 상용화는 20세기에 본격적으로 시작되었기에, 매튜의 경우에는 심근경색 증상이 나타났을 때 이 약의 도움을 받을 수 없었을 것입니다.

또한 아스피린이 심근경색 발생 위험도를 줄일 수 있다는 사실도 1950년대에 들어와서야 알려지기 시작했기에 매튜가 살던 시절에는 2차 예방을 위한 방법도 사용해볼 수 없었겠죠.[30]

이러한 상태에서 은행 파산 소식은 매튜에게 엄청난 스트레스를 주었고, 심장에도 악영향을 미쳤을 것입니다. 갑작스럽고 강력한 스트레스는 심박동수와 혈압을 높이고, 전체적인 신체의 산소요구량이 늘어나게 하며, 스트레스 호르몬인 아드레날린의 분비를 촉진하고, 관상동

맥의 수축을 일으켜 심근경색이 일어나게 만들 수 있습니다.[31]

이렇게 소설 안과 밖의 상황을 살펴보았을 때, 수많은 요인들이 합쳐져 매튜에게 심장마비를 일으켰고 끝내 죽음에 이른 것이라고 정리할 수 있습니다. 현대 의학의 관점에서 보면, 19세기를 살고 있었던 매튜의 죽음을 막을 수 있는 여러 기회를 놓친 것이라는 생각이 들어 더욱 안타까웠습니다.

매튜가 21세기에 살았다면, 정기적으로 건강 검진을 받아 고혈압, 당뇨, 혹은 고지질혈증 등 심혈관질환 발생 위험요인은 없는지 미리 살펴보았을 것입니다. 그리고 처음 심장마비 증상이 있었을 때도 바로 병원에 가서 여러 가지 검사(심전도, 심근효소 검사, 심장 초음파 검사, 심혈관 조영술 검사 등)를 받고, 심근 손상 정도 및 관상 동맥의 상태에 따라 적절한 처치(약물 치료, 스텐트 시술 등)를 받았을 가능성이 높죠.

이후에도 2차 예방을 위해 아스피린과 같은 항혈소판제제를 처방받고, 혈압·혈당·지질 관리, 스트레스 관리, 여러 가지 위험 요인을 피하는 방법 등에 대한 교육 역시 받을 수 있었을 것입니다.

앤이라는 소녀의 아름다운 세계를 지켜주던, 가장 다정한 사람이 '어른의 질병'으로 떠나게 된다는 이야기가 참 서글프게 느껴집니다.

매튜의 사망은 작품에서 잊히지 않는 슬픔을 남겼지만, 우리의 주인공 앤은 슬픔과 절망 속에 주저앉지 않습니다. 대학 진학은 포기해야했으나 에이번리의 학교에 교사로 취직하고 남아있는 가족인 마릴라와 함께 열심히 살아갑니다. 다른 고아들을 돌보고, 자기 친부모의 흔적도 찾아가고, 의사가 된 길버트와 결혼하여 많은 아이들을 낳아 기르며 지혜롭고 다정한 어른으로 살아갑니다. 매튜가 주었던 조건 없는 사랑을 아이들에게 전해주는 것이죠.

『빨강머리 앤』은 현실적이지만, 매우 다정한 소설이라고 볼 수 있습니다. 유년기의 끝에서 다정한 매튜 아저씨와의 이별은 있지만, 그가 주었던 사랑이 앞으로 나아갈 힘이 되니까요. 언젠가 시간이 되면 다시 한 번 처음부터 끝까지 읽어보고 싶은 책입니다.

◆ 13

돼지처럼 행동하는 의사

그림 형제의 동화 중에는 동화라고 부르기에는 상당히 잔혹하고 기이한 이야기들이 상당히 많은데, 이번 이야기도 '어린아이가 읽기엔 조금 자극적이지 않을까?'라는 생각이 드는 내용의 동화입니다. 저도 어렸을 때 읽고 제목은 잊어버렸어도 전체적인 줄거리는 기억에 남을 만큼 기묘한 이야기였습니다. 나중에 다시 찾아보니 '의사가 되고 나서 읽었다면 제목도 절대 잊어버리지 않았겠다'라는 생각이 드는 동화였습니다. 제목이 무려 세 명의 외과의사(The three Army Surgeon: 영어로는 '군대 외과의사' 가 더 정확한 표현이겠네요)이기 때문입니다.

이발사들의 장기이식

독일어로 된 원제목은 Die drei Feldscherer(세 명의 이발사)로, 그림 형제

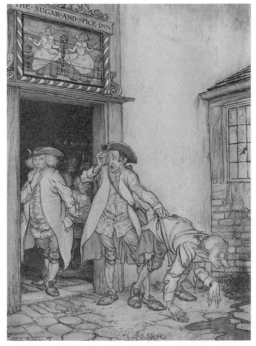

그림 13-1   1917년 아서 라캄이 그린 그림. 자꾸 돼지처럼 행동하려는 한 외과의사를 잡고 있는 다른 외과의사가 눈에 들어옵니다.

가 동화집을 출판하던 19세기 초(1812년)에는 이발사가 이발사 겸 외과 의사(barber-surgeon)로 여겨졌기에 이러한 제목이 붙은 것 아닌가 싶습니다. 실제로 19세기까지 수많은 이발사가 치아 치료 혹은 발치, 담석 제거, 관장, 그리고 농양 절개 등 현대의 의사가 할 법한 일들을 수행했습니다.[32] 그리고 이들은 중세부터 비교적 최근인 제2차 세계대전까지도 군대에서 의료 업무를 담당하기도 하였습니다.[33] 그러나 시간이 흐르면서, 이러한 역할은 정규 의학교육을 받은 외과의사가 담당하게 되었고, 그에 따라 동화의 제목 역시 이발사에서 외과의사로 바뀐 것이죠.

이 동화의 내용은 세 명의 외과의사가 여행을 하던 중 묵게 된 여관의 주인에게 자기들의 실력을 자랑하기 위해 상당히 끔찍한 수술을 하는 것에서 시작합니다. 이들은 여관 주인에게 자신의 장기를 각자 하나씩을 떼어냈다가 그다음 날 무사히 잘 붙이는 모습을 보여주겠다고 합니다. 굉장히 기이하고 환상문학적인 설정입니다. 아마도 이런 설정은 그림 형제가 당시 이발사-외과의사들이 수행하던 '수술'이란 부분에 착안해서 이야기를 창작한 것 아닌가 하는 생각이 듭니다.

세 명의 외과의사는 각자 떼어낼 장기를 선택하는데, 한 명은 자기 손을 잘라냈다가 붙이기로 했고, 또 다른 한 명은 심장을 꺼냈다가 다시 넣기로 했으며, 마지막 한 명은 눈을 뽑아냈다가 다시 집어넣기로 하였습니다. 여기서 통증에 대한 마취, 출혈과 감염 위험, 특히 심장을 꺼내는데도 죽음에 대한 언급이 나오지 않는 점은 문학적 허용으로 보고 넘어가겠습니다.

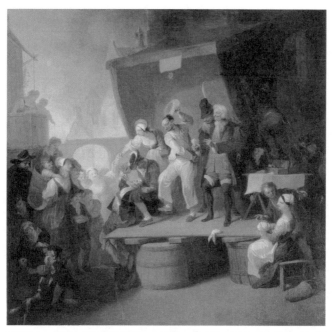

그림 13-2. 이발사-외과의사가 일하는 모습을 그린 그림. 프란츠 안톤 몰베르쉬 작품 (1785년)

어쨌든 이 위대한 외과의사 세 명은 각자의 장기를 제거하여 밤사이에 여관의 찬장에 보관해 놓았습니다. 그런데 이 여관에서 일하던 여종업원이 밤에 자기를 찾아온 연인에게 식사를 대접하기 위해 찬장을 열어놓은 사이에 고양이 한 마리가 들어와 의사들의 장기를 모두 물어 가버립니다. 손님들의 귀중한 보관품을 잃어버린 종업원이 당황하자 그녀의 연인은 이 상황을 해결해주고자, 그날 교수형 당한 죄수의 손을 자르고, 돼지의 심장을 꺼내고, 고양이의 눈을 구해서 찬장에 넣어놓도록 했습니다.

수술 실력은 신묘하나 눈썰미는 없는 편이었던 외과의사들은 찬장에 보관되어 있던 것들이 자기들의 장기인 줄 알고 각자 손을 붙이고, 심장과 눈을 제자리에 집어넣었습니다. 다시 장기들을 넣고 붙일 때 '연고'를 사용한다는 이야기가 언급되는데, 그림 형제가 살던 시대에는 정교한 수지 접합이나 장기이식 기술이 아직 없었기에 '신비의 연고'가 마법처럼 떨어진 신체를 이어 붙여줄 거란 상상을 해서 집어넣었던 것 같습니다.

외과의사들의 뛰어난 해부학 지식과 연고 덕분에 장기들은 잘 붙었고, 이들은 자기들의 대단한 실력을 여관 주인에게 자랑한 후 길을 떠났습니다.

그런데 그렇게 길을 떠난 이후, 고양이의 눈을 넣은 의사는 앞을 볼수가 없었고(야행성인 고양이의 눈 때문에 낮의 밝은 햇빛을 견디기 힘들었던 것 같습니다), 돼지의 심장을 넣은 의사는 더러운 진흙 바닥에 몸을 문지르고 싶어 했으며, 도둑의 손을 붙인 의사는 도둑질을 멈출 수가 없었습니다. 결국 장기가 바뀌었다는 것을 깨달은 의사들은 여관에 돌아와 항의했고, 여관 주인이 그들에게 의사 일에서 은퇴해도 될 만큼의 큰돈을 물어주었으나(여관 주인은 무슨 죄인지…), 끝끝내 원래 장기는 찾을 수 없었다고 합니다.

세포는 기억한다

『세 명의 외과의사』에서는 앞에 나온 『프랑켄슈타인』의 크리처와 마찬가지로 이종 장기이식에 관한 이야기가 등장합니다. 도둑의 손을 붙인 의사를 제외하면 나머지 의사들은 돼지와 고양이의 장기를 집어넣는 셈이 되니까요. 당연히 시대적인 한계 그리고 동화라는 이야기의 특성상 이들 장기이식 과정에서 면역반응 혹은 신경과 혈관을 다시 접합하는 과정 등에 대한 설명은 나오지 않습니다. 그런 점에서 이 이야기는 판타지가 가미된 동화인 것이지요.

하지만 이 이야기에서 굉장히 재밌는 지점은 각자가 특정한 인물과 생물의 장기를 이식받은 후, 장기의 원래 주인의 특성을 전달받은 듯한 특이 행동을 보인다는 것입니다. 특히 돼지의 심장을 이식받은 의사는 돼지들이나 할 법한 행동을 서슴없이 행하는 모습을 보여줍니다. 동화 혹은 환상 소설 속에서나 나올 법한 황당한 내용 같지만, 한편으로는 현대의 장기이식 과정에서 언급되는 세포기억설(cellular memory)이라는 개념이 들어 있는 것처럼 보이기도 합니다.

세포기억설이란 뇌가 아닌 신체의 다른 부분 세포에도 기억이 저장될 수 있다는 이론으로, 아직 뚜렷한 과학적 증거는 없습니다. 하지만, 심장 이식을 받은 환자들 사이에서 '성격이 변했다'라는 주장이 보고되는 바가 있어서, 이 현상을 세포 기억이란 개념으로 설명하기도 합니다.[34]

심장 이식을 받은 일부 환자들 중에는 취향이 달라졌다거나 자아정체성이 바뀌게 되었다, 혹은 장기이식을 해준 기증자의 기억을 전달 받은 것 같다는 이야기를 하기도 합니다. 그리고 이러한 현상을 설명하기 위해 후성유전적인 기억(후성유전이란 DNA 염기 서열 변화 없이 유전자 발현이 조절되는 것입니다), DNA나 RNA에 담긴 기억, 혹은 단백질 기억 등이 작용하는 것이 아닌가라는 의견들이 제시되기도 합니다.

여러 종류의 장기이식을 받는 환자들 중에서도 특히 심장 이식 환자들이 이러한 '성격 변화 및 기증자의 기억 전달 현상'을 호소한다는 점이 특징적이긴 합니다. 어쩌면 생명과 직결된 장기라는 특수성(여전히 가장 확실한 사망 진단 기준은 심장이 멈추는 것이니까요), 심장이 인간의 영혼과 관계되어 있다는 전통적인 믿음, 그리고 심장 이식 과정에서 겪는 큰 스트레스[35] 등이 이식받는 환자의 심리에 영향을 주는 것일 수도 있습니다.

피부 이식이나 모낭 줄기세포 이식 등의 경우, 이식되는 세포의 후성유전적 기억이 보존되어 이식된 부위의 상처 치료 능력을 높여준다는 동물 실험 결과[36]도 보고된 바가 있습니다. 그러나 이것은 어디까지

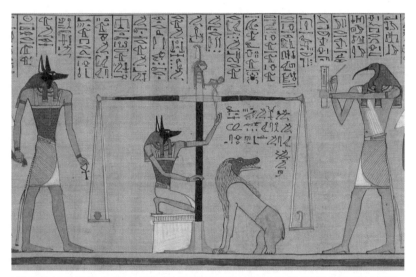

그림 13-3. 고대 이집트 사자의 서. 죽은 자의 영혼이 저승에서 부활할지 아니면 영원히 소멸될지를 결정하는 방법은 심장의 무게를 재는 것입니다. 고대 이집트 사람들은 심장이 사람의 영혼을 담은 가장 중요한 부분이라고 생각했습니다.

나 일부 세포의 단순 기능이 보존되어 이식 부위에서도 그 활동이 지속되는 것 정도로 해석함이 적절하겠습니다.

과학적으로는 기억 및 인격과 관련된 고차원적인 인지기능은 뇌에서 담당하고 있으므로, 심장과 같은 장기이식을 통해 완벽하게 다른 사람이 되는 것은 현실적으로 불가능합니다. 이 동화 속 이야기처럼 돼지의 심장을 이식받는다고 돼지처럼 행동하는 것은 더욱 있을 수 없는 상황이겠지요.

아마 이 동화가 전달하고 싶었던 메시지는 자신의 지식과 기술을 과신하는 태도를 경계하자는 것이 아닐까 싶습니다. 그리고 이 메시지를 전달하는 과정에서 '영혼이 신체에 깃들어 있고, 그것이 옮겨갈 수도 있다'라는 일종의 미신적 사고를 이야기에 녹여내 재미를 더한 것으로 보입니다.

『세 명의 외과의사』의 섬뜩한 결말과는 별개로, 우리가 실제 경험하는 여러 장기이식 수술은 수많은 환자들을 살리고 좀 더 건강한 삶을 영위할 수 있도록 도와주고 있습니다. 자신의 생명을 나누어주는 공여자들과 그 가족들의 숭고한 마음은 동화 속 세상보다 훨씬 더 따뜻하고 아름다운 현실을 만들어주는 진정한 마법이라고 생각합니다.

14
어서 가는 왜 몰락했는가?

에드거 앨런 포(Edgar Allan Poe)는 미국의 작가이자 시인, 평론가 등으로 활동하였으며, 소설 〈모르그가의 살인 사건〉을 통해 추리 소설이라는 장르를 만들어낸 것으로 유명합니다. 또한 그의 시 〈갈가마귀〉와 〈애너벨 리〉는 현재까지도 널리 낭송되고 있으며, 〈검은 고양이〉와 같은 기괴하고 공포스러운 분위기의 단편 소설 역시 잘 알려져 있습니다.

에드거 앨런 포의 다양한 작품 중에서 제가 가장 인상 깊게 읽었던 것은 고딕 소설(혹은 고딕 호러)로 분류되는 단편인 〈어서 가의 몰락〉입니다.

단편 소설이기에 앉은 자리에서 순식간에 읽을 수 있는 부담 없는 길이를 가졌지만, 소설이 담고 있는 내용이 음울하고, 읽는 사람에게 불안과 공포를 불러일으키는 힘이 있어 중간중간 마음이 무거워지는 느낌을 받습니다. 또한 소설의 대단원에 가까워지면, 틀림없이 글을 읽

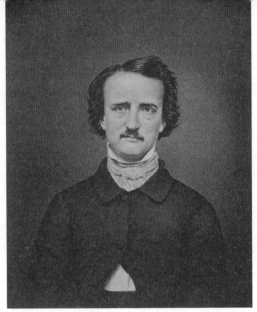

고 있음에도, 공포 영화 속 점프스케어(jump scare: 갑자기 튀어나오는 소리나 형체로 사람을 놀라게 하고 겁주는 장치)에 당하는 것과 같은 놀라움과 섬뜩함을 경험할 수 있습니다.

한 편의 진료 기록

이 소설을 처음 읽었을 때는 공포 소설이라는 인상이 가장 강했으나, 신기하게도 의사가 된 후에 다시 읽어보니 어셔 가문 사람들(작품 속에서 직접 등장하는 것은 단 두 명이지만)의 진료 기록을 리뷰하는 기분이 들었습니다. 공포와 불안으로 가득 찬 분위기를 만들기 위한 서술과 묘사가 모두 질병의 증상처럼 여겨진 것이죠. 이 소설의 형식을 갖춘 진료 기록을 읽고 나면 어셔 가문 사람들이 지닌 질환은 추정하여 진단해볼 수 있습니다. 그 질환은 바로 조현병(schizophrenia)입니다.

이 작품 속의 화자인 '나'는 어린 시절 친구이자 어셔 가의 젊은 주인인 로드릭의 편지를 받고 어셔 가문의 저택을 방문합니다. 로드릭은 자신의 몸이 쇠약해졌고 정신도 이상해지고 있으며, 어린 시절의 친구인 '나'의 방문을 통해 유쾌한 생활을 하여 심신의 회복을 꾀하고 싶다는 내용의 간곡한 호소문이자 초대의 편지를 보낸 상태였습니다. 소설 속의 나는 일종의 상담 치료 의뢰를 받은 것이라고 볼 수 있죠.

'나'의 서술에 따르면, 이 유서 깊은 가문은 일족 전체가 직계로만 이루어졌다고 하는데, 아마도 근친혼을 하여 가문을 유지했다는 뜻이 아닐까 싶습니다(근친혼과 그로 인한 유전질환으로 유명했던 유럽의 합스부르크 가문을 생각나게 합니다). 이를 통해 가문의 이름과 유산을 온전히 보존할 수 있었으나 집안 전체에 예민한 기질(자세하게 언급되고 있지는 않으나 정신의학적인 문제가 의심되는 표현입니다)의 사람들이 많았고, 현재는 가문에 로드릭과 그의 여동생인 매들린(오랫동안 투병생활을 한)만 남아있는 상태였습니다.

그래서인지 어셔 가의 저택은 쇠락해가는 가문을 닮아 음침한 분위기였고, '나'는 방문과 동시에 오싹한 기분을 느끼지 않을 수 없었습니다. 저택에서 만난 하인, 집사, 그리고 주치의들도 하나같이 말이 없고 뭔가 우울한 분위기를 풍겼으며, 오랜만에 만난 로드릭의 모습은 굉장히 초췌하고 창백했습니다.

이때 로드릭에 대한 '나'의 묘사를 살펴보면 상당히 의미심장한 내용이 많습니다. 로드릭은 태도에 일관성이 없고, 간헐적으로 매우 신경질

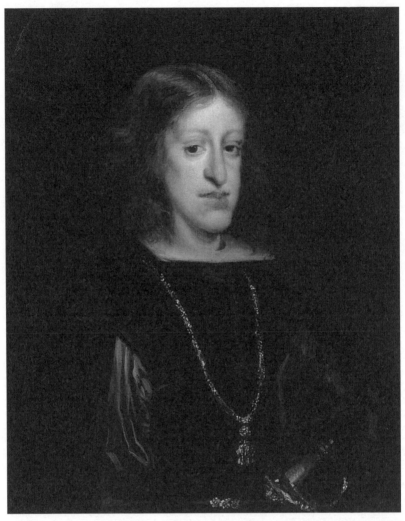

그림 14-2 합스부르크 왕가의 일원인 스페인의 카를로스 2세. 근친혼의 결과로 부정교합을 비롯해 지적 장애, 뇌전증과 같은 다양한 질환에 시달렸습니다. 돈 후안 데 미란다 작품

적인 흥분 상태(습관적인 발작)가 나타나기도 하며, 목소리나 어조가 침울했다가 밝아지는 식으로 계속 변하고, 특정한 음향, 특정 섬유로 만든 의복과 담백한 음식만을 편하게 느낀다고 고백합니다. 또한 자신은 죽게 될 거라는 막연한 공포와 불안감을 호소하고, 살고있는 저택에 이상한 힘이 있어서 자기에게 영향을 끼치고 있다는 이야기를 하기도 합니다.

이러한 일련의 모습들은 조현병 환자들이 겪을 수 있는 불안정한 감정 기복과 강박 증상, 그리고 망상적 사고라는 의심을 해볼 수 있습니다.

이에 더해 오랫동안 병마에 시달리던 사랑스러운 여동생이 죽음을 앞둔 상태라 로드릭에게 기나긴 가족 간병으로 인한 스트레스와 우울감이 더해진 것 같다는 '나'의 판단도 덧붙여집니다.

여기서 매들린의 증상도 잠시 언급되는데, 무감정한 상태가 지속되고, 전체적으로 몸이 쇠약해졌으며, 간헐적으로 강경증(catalepsy: 부자연스럽게 강직된 자세를 유지하는 것)이 나타나기도 한다고 묘사됩니다. 마치 조현병의 음성 증상(negative symptom: 주위에 대한 무관심, 무감동, 사회적 위축 등)과 긴장증(catatonia)을 떠올리게 하는 모습들이죠. 그녀를 돌보던 의사들의 노력에도 정확한 진단이나 효과를 보이는 치료를 하지 못했다는 내용도 나오는데요, 이들이 느꼈을 절망과 슬픔이 얼마나 컸는지를 간접적으로나마 알 수 있습니다.

로드릭은 이러한 증상들이 발생하게 된 데에는 자기 집안의 유전적인 영향이 있다는 식으로 말합니다. 실제로 조현병 자체는 전 세계적으로 유병률이 0.33~1퍼센트 정도인데,[37] 부모나 형제에 가족력이 있는 경우는 조현병에 걸릴 확률이 상승합니다. 여동생인 매들린이 이미 조현병이 발병한 것이라면, 로드릭의 경우 병에 걸릴 확률이 가족력이 없는 사람과 비교해 10배 정도 올라가며,[38] 만약 이 소설에 나오지 않은 남매의 부모 역시 조현병이 발병한 상태였다면, 확률은 더욱 높아지는 것이죠.

소설에서 '나'는 현대로 치면 음악 치료나 미술 치료로 보일 만한 것들을 함께하며 로드릭의 증상을 완화시키기 위해 노력합니다. 그러나 이때도 로드릭은 음악을 굉장히 기이하게 연주하거나, 뭐라고 정확히 형용할 수 없는 종류의 기분 나쁜 느낌이 드는 그림들을 그려 '나'를 불안하게 합니다. 이러한 모습들 역시 로드릭도 조현병이 발병했을 가능성이 높음을 의심할 수 있는 요소들입니다.

소설의 후반부로 갈수록 로드릭의 불안정한 정신 상태는 점점 더 악화되며, 환청과 망상, 전반적인 인지기능 및 판단력의 저하가 의심되는 모습들이 관찰됩니다. 그리고 소설의 절정이자 대단원의 막을 내리는 부분에서는 로드릭의 정신병적인 증상과 일종의 반전 요소가 맞물려 들어가며 공포 분위기를 극대화합니다. 그 부분이 주는 공포와 압박감은 여러분이 직접 읽고 경험해볼 것을 권합니다.

몰락의 원인은 조현병?

이 소설은 틀림없이 공포와 환상이 가득한 내용이지만, 의사의 시선으로 보면 조현병 환자에 대한 진료 기록으로도 볼 수 있으며, 그로 인해 안타깝고 서글프다는 느낌이 듭니다.

실제 포가 이 소설을 쓰던 시기에는 아직 조현병에 대한 정확한 개념이 잡혀 있지 않았습니다. 젊은 나이에 정신병적 증상이 발생하는 조현병 환자들을 이르던 병명인 조발성 치매(dementia praecox)라는 용어는 19세기 말에 등장했으며, 현재 사용되는 병명인 '조현병(schizophrenia)'이라는 단어는 1908년에야 만들어졌으니까요. 그뿐만 아니라 조현병의 증상을 조절할 수 있는 항정신병약물들은 1950년대가 되어서야 개발되었습니다. 매들린에게 의사들이 진단과 치료를 내려주지 못한 것은 시대적인 한계라고 볼 수 있죠.

만약 어셔 가의 남매가 현재에 살고 있었다면, 정신건강의학과에 방문하여 조현병으로 진단받고 적절한 치료를 시작하여 훨씬 안정적이고 건강한 삶을 살 수 있었을지도 모릅니다.

어찌 보면 조현병의 개념이 없는 시대였기에 포가 조현병이 의심되는 여러 가지 불안하고 기묘한 사고와 행동을 보이는 사람들을 소재로 공포 소설을 쓰는 게 가능했을 것이라는 생각이 들기도 합니다. 마치 뇌전증(epilepsy)에 대한 지식이 없을 때, 뇌전증 환자들을 귀신 들린 사람들이라고 생각하거나 신의 계시를 받았다는 식으로 오해했던 것처럼 말이죠.

어셔 가의 남매가 조현병 환자일 가능성이 클 것으로 추정 진단을 내린 후, 소설의 첫머리에 있는 시를 다시 읽어보면 정말 의미심장하다는 느낌을 받으실 수 있습니다. 프랑스의 시인인 피에르 장 드 베랑제의 시 한 구절을 따와서 써놓은 문구는 이렇습니다.

그의 심장은 줄을 꼭 조여 놓은 류트,
줄을 건드리자마자 이에 응답한다.

한국에서 사용하는 조현병(調絃病)이라는 병명이 '현악기의 줄이 조율되지 않았을 때와 같이 혼란스러운 상태'를 의미한다는 것을 생각하면, 류트의 현이 과도하게 조여진 듯이 불안하고 위태로운, 로드릭의 몰락해가는 정신이 더욱 안타깝게 느껴집니다.

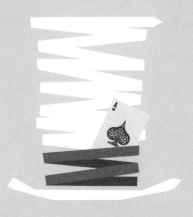

오래된 현재

2부에서는 19세기를 제외한 거의 모든 시대, 지금으로부터 수천 년 전인 고대부터, 중세, 그리고 20~21세기까지 다양한 시대의 신화, 전설, 문학작품, 오페라, 뮤지컬 등을 의사의 눈으로 보면 어떻게 해석이 가능할지를 살펴보고자 합니다.

낯설게 느껴질 수 있는 머나먼 나라의 옛 이야기들을 현대의 의학지식을 이용해 우리 곁으로 끌고 오거나, 들어본 적이 있으나 의학적으로 해석해본 적은 없던 이야기들을 의사의 시선으로 약간은 비틀어 살펴보았습니다.

신화와 전설 속에서 의학 용어의 어원을 찾기도 하고, 등장인물들의 행위 그리고 이야기 속에 나타난 사건이나 등장인물들이 보여주는 증상을 현대 의사의 입장에서 새로 진단해보는 방식으로 말이죠. 이야기 속에 숨어있는 이야기를 하나 더 찾아가는 기분으로 즐겁게 봐주시길 바랍니다.

1
물의 정령이 내린 저주

운디네(Undine)란 이름은 들어보신 분이 많을 겁니다. 특히, 마법이 나오는 RPG나 판타지 소설을 많이 접해보신 분들은 정령을 소환하는 대목에서 한 번쯤은 등장하는 단골손님으로 기억하고 계실 겁니다. 운디네는 바로 '물의 정령'의 이름이거든요.

운디네는 여러 작품에서 보통 물로 이루어진 반투명하고 푸르스름한 형태의 여성으로 묘사되곤 합니다.

운디네는 특정 신화 속에 등장하는 정령은 아니고, 1500년대에 활동했던 의사이자 연금술사인 파라켈수스(Paracelsus)가 만들어낸 존재입니다.

파라켈수스는 본명이 필리푸스 아우레올루스 테오플라스투스 봄바스투스 폰 호엔하임(Philippus Aureolus Theophrastus Bombastus von Hohenheim)인데, 이름 마지막 부분의 폰 호엔하임(반 호엔하임)이란 부분을 들었을

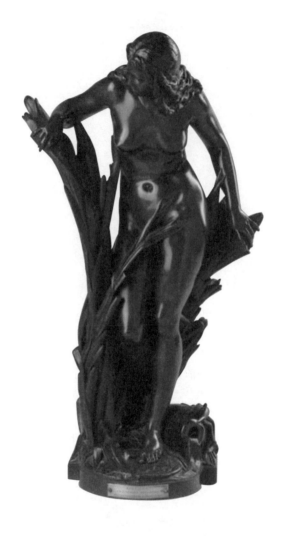

그림 1-1 〈운디네〉. 알베르 카리에 벨뢰즈 작품

때 낯익은 분들이 있을 겁니다. 반 호엔하임이란 이름을 지닌 인물이 『강철의 연금술사』라는 유명한 만화의 주요 조연으로 등장하기도 했으니까요.

파라켈수스의 물의 정령

파라켈수스는 외과 의사로서도 대단한 인물이었지만, 연금술에도 조예가 깊어 '현자의 돌'(해리 포터 시리즈에 나오는 마법사의 돌)을 만들었다고도 전해지며 현대에는 반쯤 마법사 콘셉트로 이런저런 판타지 작품 속에서 그 이름과 이미지가 차용되고 있습니다.

아마 당시 가장 과학적인 학문이라 할 수 있는 연금술과 의학을 동시에 연구하다 보니 마법사처럼 보였던 것일지도 모릅니다. 그는 "모든 것은 독이며 독이 없는 것은 존재하지 않는다. 용량만이 독이 없는 것을 정한다"라는 이야기를 남기기도 했는데, 이는 현대의 의학과 약학 모두에서 중요한 개념입니다. 실제 약을 개발하기 위한 임상시험을 할 때, 수많은 시험 관계자들은 독성이 가장 적고 효과는 최대화되는 용량을 찾아내기 위해 노력하거든요.

다시 운디네 이야기로 돌아와서, 파라켈수스는 흙·불·물·공기의 4대 원소설을 가지고 4대 정령의 개념을 확립합니다. 이때 물의 정령은 라틴어인 Unda(물결)에서 따와서 운디네로, 불의 정령은 샐래맨더, 흙의 정령은 노움, 공기의 정령은 실프라고 명명합니다. 다들 한 번씩은

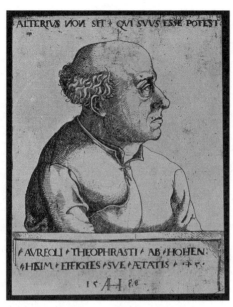

그림 1-2   파라켈수스. 아우구스틴 히르쉬포겔 작품

들어본 적 있는 이름일 겁니다.

파라켈수스는 독일 사람이었기 때문에 운디네의 콘셉트 자체는 독일과 동유럽 계열의 요정들 이야기를 따와서 만든 것으로 생각되며, 동유럽(슬라브족 전설)에서 사람을 꾀어내어 물에 빠뜨려 죽이는 요정으로 알려진 루살카(Rusalka)와 상당히 비슷한 면이 있습니다.

루살카는 드보르작의 오페라 제목으로도 알려져 있는데요, 내용은 역시나 물의 요정의 비극적인 사랑 이야기입니다. 동화 인어공주 이야기와도 약간 비슷한 면이 있으니, 한번 찾아보시면 흥미로울 겁니다.

운디네의 저주

전설을 보면 운디네는 연애 전선이 험난한 경우가 많아서 인간 남자와 사랑에 빠졌다가 헤어지거나 배신당하는 등 내용이 비극적입니다. 그리하여 운디네가 그 남자에게 저주를 내리거나 그녀의 친구들이 복수하는 결말로 이어집니다.

이러한 이야기 속 저주 중에서 가장 특이한 것은 자신을 버리고 바람난 남자에게 내리는 '잠이 들게 되면 숨을 쉬지 못하는 저주'였습니다. 하루의 4분의 1에서 3분의 1은 잠을 자야만 하는 인간에게는 가혹한 형벌이며, 한마디로 그냥 자다가 숨이 막혀 죽으라는 이야기였죠.

이것이 바로 운디네의 저주인데, 현대 의학에서는 중추성 과소환기 증후군(central hypoventilation syndrome)이라고 명명된 질환의 별칭이기도 합니다. 왜냐하면, 이 병에 걸린 사람들 역시, 전설 속 이야기처럼 잠이 드는 순간 호흡을 제대로 못 하게 되기 때문입니다.

확실히 물의 정령다운 저주임에 틀림이 없습니다. 마치 물에 빠진 것처럼 잠들 때마다 숨을 못 쉬는 것은 정말 고통스럽고 위험한 일입니다. 이 신경계 질환은 호흡 중추가 있는 뇌간(brainstem)에 손상을 입거나(출혈, 종양, 염증, 경색, 독성 물질이나 부상 등의 원인으로) 퇴행성 뇌질환이 생긴 경우(파킨슨병이나 다발성 경화증 등)에 나타날 수 있으며, 혹은 PHOX2B 유전자의 이상에 의해 선천성으로 발생하기도 합니다.

이 질병에 걸린 환자는 잠을 잘 때 호흡곤란에 의한 청색증(cyanosis)이 발생합니다. 진단을 위해 수면다원검사(polysomnography)를 시행하면 깊은 수면 시기에 과소호흡하는 것을 확인할 수 있습니다.

치료를 위해 기도절개술(tracheostomy)을 받고 인공호흡기를 사용하는 것이 필요합니다. 물론 장기간 인공호흡기 사용으로 인한 폐렴 등이 발생할 위험성은 있지만, 의학 기술의 발달은 환자들을 운디네의 저주로부터 구해내고 있습니다.

◆ 2

지혜의 연어

켈트족(Celts 혹은 Celtic people)을 아시나요? 원래는 유럽 전역에 퍼져 살던 민족 중 하나인데,[*] 현재에는 게일어를 사용하는 게일인과 브리튼인 정도만 남아 있다고 합니다. 이들은 고유한 언어뿐만 아니라 그들만의 종교와 신화도 가지고 있었는데, 종교 자체는 힘을 잃었으나 신화만은 켈트 신화라고 불리며 현재까지 작은 이야기 형태로 전해지고 있습니다.

신화 속에 나오는 신들도 우리의 통념과 다르게 매우 인간적이다 못해 그저 먼 옛날에 살던 사람들 같은 느낌도 주며, 영웅들 역시 완벽과는 거리가 멀고 수많은 실수와 잘못을 저지르는 모습을 보여줍니다. 켈트 신화에 대해 정리된 글들을 읽다 보면 정말 동네 할머니 할아버지가

● 현재 프랑스 지역의 옛 이름인 갈리아 지방에 살던 켈트족의 일파는 갈리아족 혹은 골족이라고 불렸습니다. 갈리아는 로마제국의 지배에 들어가 갈리아족 역시 로마와 동화되었고, 현재 남아 있는 켈트족들은 주로 영국의 웨일즈나 아일랜드 지방에 살고 있습니다. 스코틀랜드와 맨섬 등에도 일부 남아 있습니다.

들려줄 법한 옛날이야기 같죠.

켈트의 영웅 핀 막 쿨

매우 낯선 신화 같지만, 켈트 신화에 관련된 이름들을 주변에서 한번은 들어본 적이 있으실 겁니다. 대표적인 예가 바로 온라인게임의 이름이기도 한 마비노기입니다. 웨일즈어로 마비노기온(Mabinogion)이라고 하는 이것은 옛 브리튼 신화와 관련된 이야기들을 모아놓은 것입니다. 아서왕 이야기의 원판이 아닐까 싶은 왕과 전사들의 이야기도 여기에 들어 있습니다.

북유럽 신화와 그리스 신화 속 낙원의 이미지가 합쳐진 것 같은 티르 너 노그(Tír na nóg)라는 서쪽 세계의 이야기도 나오고, 요정이 인간의 아기를 납치한 후 요정 아이로 바꿔놓고 간다는 체인질링(changeling)에 대한 것도 켈트 신화에 나옵니다.

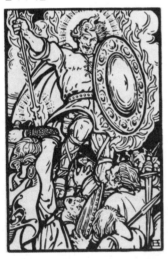

그림 2-1　〈핀 막 쿨〉(1914), 베이트리스 엘버리 작품

일본에서 만든 유명 게임 중 하나인 〈페이트(Fate)〉 시리즈에도 켈트 신화 속 영웅인(정확히는 켈트 신화에 속하는 아일랜드 신화의 영웅입니다) 쿠 훌린(Cú Chulainn)과 핀 막 쿨(Fionn mac Cumhaill), 그리고

디어머드 우어 두브너(Diarmuid Ua Duibhne)가 등장합니다.

여기서 다룰 이야기는 핀 막 쿨에 대한 것입니다. 핀 막 쿨은 아일랜드의 전설적인 영웅이며, 에린 피아나(Erinn Fianna)라는 전사 집단의 대장이기도 하였습니다. 켈트 신화 속 빛의 신인 루(Lugh Lámhfhada)가 적에게 잡혀갔을 때 구출해 왔다고 하며, 아서왕 이야기의 모티브가 된 존재라는 설도 있습니다.

연어와 엄지손가락 빨기

이러한 핀 막 쿨에게는 몇 가지 흥미로운 전설이 있는데, 그중 하나가 바로 연어와 관련된 것입니다. 핀 막 쿨은 어린 시절 지혜롭기로 유명한 스승 밑에서 공부를 했는데, 어느 날 스승이 연어를 잡아오라고 시켰습니다. 그러면서 스승은 '연어를 구워 와야 하지만, 먹지는 말라'고 명했습니다. 하지만 연어를 굽던 핀 막 쿨은 연어에서 흘러나온 기름에 엄지손가락을 데였고, 뜨거움을 이기지 못한 그는 기름 묻은 손가락을 빨게 되었습니다. 그런데 연어 기름을 먹자 갑자기 지혜롭게 되었고, 이후에는 엄지손가락을 빨 때마다 지혜가 쏟아져 나왔다고 합니다.

핀 막 쿨이 연어 기름을 먹은 것을 알게 된 스승은 그 연어를 모두 핀 막 쿨이 먹도록 해주었습니다. (이야기에 따라서는 총명해진 핀 막 쿨의 눈빛을 보고 연어를 먹은 것을 눈치 챘다고도 합니다.) 처음 먹은 사람이 아니면 아무 소용없는 연어였을지도 모릅니다.

이야기에 따라서는 연어가 평범한 물고기가 아니라 '브라단 파서'*였기에 먹고 큰 지혜를 얻을 수 있었다고 합니다.

영양학적으로 생각해보면 연어는 칼로리의 16.2퍼센트가 오메가3로 이루어져 있는 매우 영양이 풍부한 식품입니다. 이야기 속에 나온 어린 시절의 핀 막 쿨이 십대 초반의 청소년이라고 생각하면 그 나이대의 아이들에게 (DHA와 같은) 필수 지방산이 잔뜩 들어있는 생선을 잘 먹는다는 것 자체가 두뇌 발달에 큰 도움이 되었을 것입니다.[1]

어쩌면 아일랜드의 할머니와 할아버지들은 생선을 먹지 않으려는 손주들에게 핀 막 쿨의 이야기를 해주면서 '이걸 먹어야 핀처럼 지혜로워질 수 있단다'라고 했던 것은 아닐까요?

한편 엄지손가락을 빨았을 때 지혜가 나온다는 이야기는 일시적으로 손가락을 빠는 습관을 보이는 어린이들의 행동을 설명하기 위해 종종 언급되지 않았을까도 싶습니다. 치아 발달 및 위생 상 좋은 습관은 아니지만, 어린이들이 손가락을 빠는 행동을 하는 것을 다그치기보다는 '핀 막 쿨 놀이 하는 거니?'라며 달래는 것이 행동을 교정하는 데 도움이 되었을지도 모릅니다.

2015년에 발표된 한 논문에 따르면, 엄지손가락을 빠는 행동이 육체적·심리적 긴장을 풀어주는 효과가 있다고 합니다.[2] 과도한 해석일지

● 아일랜드어로 브라단 파서(bradán feasa)는 지혜의 언어라는 의미입니다. 원래는 평범한 연어였으나, 토버르 세거스라고 하는 지혜의 우물 주변에 자란 개암나무 아홉 그루에서 떨어진 열매를 주워 먹고 세상의 모든 이치에 통달했다고 합니다. 그래봤자 연어긴 합니다만.

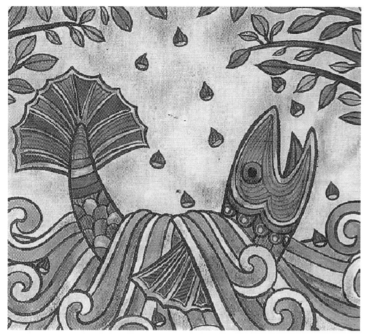

그림 2-2   브라단 파서. 지혜의 연어

도 모르지만, 핀 막 쿨도 어려운 상황에 맞닥뜨렸을 때, 손가락을 빠는 행동을 통해 긴장을 풀고 문제를 해결할 방법을 찾아냈던 것은 아닐까 싶기도 하고요.

◆ 3

이둔의 황금사과

북유럽 신화는 게르만 신화에 속하며, 주로 독일, 노르웨이, 스웨덴, 그리고 아이슬란드 지역에 살던 사람들(북쪽에 산다고 해서 노르드인이라고 불리던 사람들)이 믿던 신앙과 관련되어 있습니다.

그리스로마 신화와 마찬가지로, 현재 북유럽 신화의 신을 종교적으로 믿는 사람은 거의 없을 것입니다. 그러나 신앙으로서의 역할은 사라졌어도, 여러 가지 문학작품이나 게임의 세계관을 형성하는 데 큰 영향을 주고 있고, 이야기로서는 그 생명력이 강력하게 남아 있습니다.

불로의 열매, 사과

북유럽 신화가 매력적인 이유는 특유의 비장미에 있다고 생각합니다. 북유럽의 기후 자체가 워낙 춥고 밤이 길어 농사를 짓거나 식량을 구하기도 쉽지 않은 환경이어서 그곳에 사는 사람들은 하루하루의 생존이 전쟁과 같았을 겁니다. 그래서인지 신화의 내용 자체도 비극적이고, 신들도 전지전능한 느낌보다는 일반인보다 좀 더 강하거나 지혜로운 전사의 이미지에 가깝습니다.

굳이 비유하자면, 그리스로마 신화 속의 막장 스토리가 재벌가를 배경으로 한 출생의 비밀 이야기 정도라면, 북유럽 신화 속 막장 스토리는 전쟁영화나 재난영화 속 비극과 비슷한 느낌이 듭니다.

특히 영웅들의 이야기를 들어보면, 그리스로마 신화 속 영웅들은 비극적인 최후를 맞이할 때도 있고 또 해피엔딩도 있는 반면, 북유럽 신화 속 영웅들은 정말 '비참하게 죽는 것이 목표'인가 싶을 만큼 안타까운 최후를 맞이합니다. 그리고 대충 주신(主神)인 오딘이 모으고 있는 에인헤야르(Einherjar)가 되어 발할라 궁전에서 세상의 마지막까지 매일 치고받고 싸우는 전투 놀이를 한다는 식으로 나름 천국에 간 것처럼 포장을 해줍니다.

물론 북유럽 신화의 잔인함은 신들에게도 가차 없이 적용됩니다. 신들은 라그나로크(Ragnarǫk)라는 말세 신화 때 거의 다 몰살당할 것이 예정되어 있는 데다 신화의 중간에도 여러 명이 죽어 나갑니다.

게다가 그리스로마 신화와의 가장 큰 차이는 불로(不老)가 보장되어 있지 않다는 점입니다. 그리스로마 신들은 노화의 신 게라스를 빼고는 딱히 늙고 병든 모습을 보여주는 경우가 거의 없으며, 특별히 늙어간다는 이야기도 없습니다. 신들의 음식과 음료인 암브로시아와 넥타르를 먹으면 인간도 불로불사를 얻을 수 있다고는 하는데, 신들이 이 음식을 계속 먹어야 불로불사가 유지된다는 이야기는 나오지 않습니다.

이와 달리 북유럽 신화 속 신들은 늙지 않으려면 반드시 먹어야 하는 것이 있었습니다. 바로 젊음의 여신 이둔(Idun)이 나눠주는 황금사과입니다.

사과의 항노화 효과

사실 사과는 여러 신화나 옛이야기에서 많이 언급되는 과일 중 하나입니다. 『성서』에 나오는 선악과나 생명의 열매가 사과라는 이야기가 있고, 그리스로마 신화에서는 세상의 서쪽 끝에 있는 나무에서만 열리는 황금사과가 중요한 보물처럼 나오기도 합니다. 어쨌든 사과가 불로의 비밀을 지닌 것으로 언급되는 것은 북유럽 신화 계열인데, 이는 아마도 사과가 열리는 기후와 연관이 있는 것이 아닐까 싶습니다.

북유럽은 춥고 서늘하여 과일을 키우기 좋은 기후는 아닙니다. 그나마 사과는 온대 북부 지방의 서늘한 날씨에도 자라기 때문에 북유럽에 살던 노르드인들이 맛볼 만한 과일이었던 것 같습니다. 해산물, 육류, 치즈 등을 주식으로 삼았던 노르드인들이 가끔 사과를 먹었을 때 느꼈을 그 청량감과 달콤함은 몇 배가 되지 않았을까요? 그래서 어쩌면 황금빛이 도는 잘 익은 사과를 먹었을 때, 신들처럼 젊음을 유지할 수 있을 거란 상상을 했을지도 모릅니다.

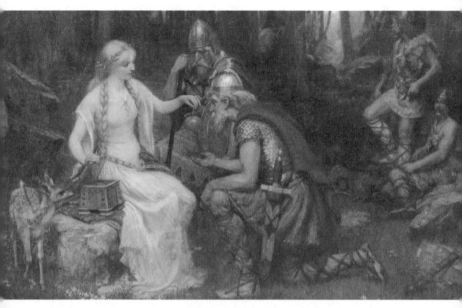

그림 3-1　젊음의 여신 이둔. 이둔은 신들의 젊음을 유지할 수 있는 신비로운 황금사과(혹은 황금 상자 속의 사과)를 나누어 주는 역할을 합니다. 한때 그녀가 거인족에게 납치된 적이 있었는데, 그로 인해 황금사과를 먹지 못한 신들은 모두 늙어버렸다고 합니다. 〈이둔과 사과〉(1890), 제임스 펜로 즈 작품

실제 사과에 항노화 작용이 있는지 찾아보니, 피세틴(fisetin)이라고 하는 성분이 사과나 딸기 등에 많이 들어있고, 이 성분은 항산화물질로서 신경영양, 항암, 그리고 항염증 효과를 보인다고 합니다.[3] 또 다른 연구에 따르면, 피세틴은 쥐와 인간의 조직세포에서 노화 치료 효과를 보여 생명 연장에도 도움이 되지 않을까 하는 기대를 받고 있다고 합니다.[4]

물론 인간을 대상으로 한 연구가 좀 더 진행되어야만 정확한 효과를 알 수 있겠지만, 사과의 성분에 이와 같은 항노화 효과가 있다고 하니 북유럽 신화의 황금사과가 마냥 신화 속 이야기만은 아니라는 생각이 듭니다.

4

중세판 〈태양의 후예〉

『트리스탄과 이졸데(Tristan and Iseult)』는 중세 기사도 로맨스의 대표적인 작품 중 하나로, 12세기부터 여러 가지 버전으로 구전되어 내려오는 이 야기입니다. 남자 주인공인 트리스탄은 후대에 아서왕 이야기에도 편 입되어 원탁의 기사 중 한 명으로 여겨지기도 했습니다.

이 이야기는 콘월 지방의 기사인 트리스탄과 아일랜드의 공주인 이 졸데(Isolde 혹은 Yseult라고 불리기도 했습니다) 간의 비극적인 사랑을 그리고 있습니다. 워낙 오래된 작품이라 전승에 따라 조금씩 차이는 있지만 두 연인이 죽음을 맞이한다는 결론은 비슷합니다.

가장 흔히 알려진 전승의 내용을 간략히 살펴보면, 콘월의 왕인 마 크(King Mark)를 섬기던 용맹한 기사 트리스탄●은 아일랜드의 모홀트

● 트리스탄은 마크 왕의 조카라고 알려져 있습니다. 또한, 아서왕 이야기에 나오는 기사 중 한 명이라고도 하며, 1400년대에 토머스 맬러리(Thomas Malory)가 쓴 『아서왕의 죽 음』이라는 작품에서는 기사 랜슬롯의 맞수처럼 그려지기도 합니다.

(Morholt)라는 기사와 결투를 벌이다 그를 죽이게 됩니다. 하지만 싸움에서 독이 배어 있는 칼에 상처를 입은 트리스탄은 상처를 치료할 수 있다고 알려진 아일랜드의 공주 이졸데를 찾아갑니다. 금발의 이졸데라고도 불리는 아름다운 공주는 뛰어난 치료사이기도 했습니다. 현대로 보면 일종의 의사라고도 볼 수 있는데, 그녀는 트리스탄이 자신의 약혼자인 모홀트를 죽인 사람인 것을 알았으나 내색하지 않고 치료해줍니다. 현대의 의사들은 환자의 성별, 신분, 국적, 인종 등을 가리지 않고 성심껏 치료한다는 의무를 지키는 것을 기본으로 하는데, 이졸데 역시 그러한 생각을 가지고 트리스탄을 치료한 것 아닐까 싶습니다.

치료사 이졸데

무사히 상처를 치료받고 건강을 회복한 트리스탄은 콘월로 돌아갔는데, 이때 이미 약간 둘 사이에 마음이 생겼는지도 모릅니다. 약혼자를 죽인 원수일지는 모르지만, 중세 시대의 약혼이란 가문 간의 약속이었으니 모홀트와의 사이에 별다른 감정이 없었다면 직접 간호하며 돌본 트리스탄에게 마음이 싹 텄을 가능성도 있을 테니까요.

어쨌든 트리스탄의 귀환으로 둘은 헤어지게 되었는데, 예기치 못한 이유로 둘은 다시 만나게 됩니다. 바로 콘월의 왕인 마크가 이졸데와 약혼을 하게 된 것이었죠. 마크 왕은 약혼녀를 데려오는 중요한 임무를 자신이 믿고 아끼는 트리스탄에게 맡깁니다. 그리고 이 과정에서 문제가 발생합니다. 이졸데와 마크가 사랑에 빠질 수 있도록 만든 사랑의 묘약을 이졸데와 트리스탄이 마시고 서로 사랑에 빠진 것입니다.

트리스탄은 명예를 중시하는 기사로서 자신의 주군인 마크 왕을 배신할 수 없었기에(공주인 이졸데 역시 정략혼인의 중요성을 알기에 사랑의 도피를 해버릴 순 없었겠죠), 이 사랑을 숨기고 이졸데를 마크 왕에게 보냅니다. 그러나 둘의 사랑이 사라진 것은 아니기에 마크 왕 몰래 밀회를 계속 갖습니다.

이러한 묘한 삼각관계는 아일랜드 전설 중 하나인 디어뮈드와 그라니아, 그리고 핀 막 쿨 왕의 이야기와도 닮아있습니다. 지역이 가깝다 보니 약간씩 전승 내용이 영향을 받았지 않았을까 싶네요.

두 이야기는 결론도 비슷한데 결국엔 젊은 연인들의 사랑이 남편이자 주군에게 들키고 맙니다. 트리스탄과 이졸데의 은밀한 관계 역시 마크 왕에게 발각되지요.

이후의 상황에 대해서는 전승마다 조금씩 차이는 있으나 대체로 이졸데는 마크 왕의 곁에 남고 트리스탄이 콘월 지방을 떠나는 식으로 진행됩니다. 중세 기사도 문학에서는 기사와 귀부인 사이의 플라토닉한 애정 관계를 강조하다 보니 둘의 사랑의 순수함을 강조하는 의미로 이런 식의 헤어짐을 겪는 것 같습니다.

● 핀 막 쿨 왕을 모시던 기사 디어뮈드는 왕과 결혼하기로 되어 있던 미녀 그라니아와 사랑에 빠져 사랑의 도피를 하는 등의 시련을 겪습니다. 결국 핀 막 쿨 왕에게 용서받아 기사단으로 돌아왔으나, 디어뮈드가 크게 다쳤을 때 핀 막 쿨 왕이 치료해주지 않아 죽게 됩니다.

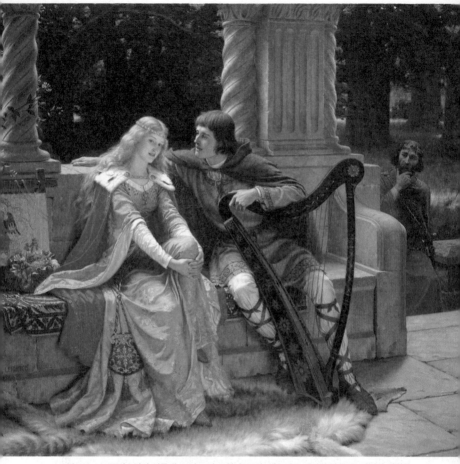

그림 4-1 〈트리스탄과 이졸데, 그리고 마크 왕〉(1902). 에드먼드 레이턴 작품. 두 연인의 밀회를 발견한 마크 왕의 의심에 찬 표정이 잘 나타나 있습니다.

방랑기사가 된 트리스탄은 현재 프랑스 북부 지방의 브르타뉴 지방으로 건너가, 호엘(Hoel 혹은 Howel) 왕을 모시게 되었고 그의 딸이자 금발의 이졸데와 동명이인인 '흰 손의 이졸데'라는 여성과 결혼합니다.

여기서 각자의 삶을 살았다면, 큰 비극으로 이어지진 않았겠으나 트리스탄에게는 또 한 번의 위기가 닥칩니다. 길에서 여섯 명의 무뢰배를 만나 곤경에 처한 여인을 위해 싸우다가(중세 기사도 문학다운 전개입니다), 독이 묻은 적의 칼에 살이 베여 또 죽을 위기에 처한 것이죠.

이 신비한 독이 무엇인지는 모르겠으나, 이 독을 치료할 수 있는 사람은 치료사로 유명한 금발의 이졸데뿐이었으므로, 사람들은 그녀를 부르기 위해 콘월 지방으로 떠납니다. 그런데 여기서 트리스탄은 자신이 본의 아니게 배신하고 떠난 그녀가 와줄지 확신이 서지 않아 마음이 약해졌는지, 이졸데가 자신을 치료하러 와주면 하얀 돛을, 그녀가 오지 않는다면 검은 돛을 달고 올 것을 부탁합니다.

이 부분은 그리스로마 신화 속 파리스와 님프 오이노네 이야기와 테세우스의 아버지인 아이게우스 왕의 죽음에 관한 비극적 전개가 섞여 있는 것 같습니다.

이졸데는 자신을 두고 떠났던 트리스탄이 원망스러웠지만, 아직 남아 있던 사랑과 치료사로서의 의무감 때문인지 결국 브르타뉴로 향하는 배에 몸을 싣습니다. 그러나 하얀 돛을 달고 오는 배를 본 흰 손의 이졸데는 질투심에 타오릅니다.

남편이 오매불망 그리는 첫사랑이 온다는 생각에 불쾌한 기분이 들었을 만도 하죠. 그래서 그녀는 아주 치명적인 거짓말을 하게 됩니다. 돛의 색을 물어보는 트리스탄에게 '검은 돛을 단 배가 돌아오고 있다'고 속삭인 것이지요.

그 말을 들은 트리스탄은 슬픔과 체념으로 기운을 잃어서인지 이졸데가 오는 것을 기다리지 못하고 숨을 거둡니다. 그리고 죽어버린 트리스탄을 발견한 이졸데 역시 슬픔에 빠져 그의 몸 위에 쓰러져 죽습니다.

트리스탄을 죽인 독은 파상풍균?

이 이야기는 전형적인 중세 기사도 문학과 비극적인 사랑 이야기의 조합으로 오페라나 영화 등으로 다시 만들어져 상당히 널리 알려져 있습니다. 그러나 두 사람의 사랑 외적인 요소에 집중해보면 중세 시대 형태의 의사라 할 수 있는 치료사가 등장하는 이야기기도 합니다.

공주라는 지위를 가진 이졸데가 어떻게 의술을 익혔는지는 알 수 없지만, 당시는 중세 시대 마녀사냥이 기승을 부리기 전의 시기여서, 드루이드와 같은 약초 지식이 뛰어난 여성들에게 전해져 내려오던 여러 가지 민간의학 지식을 접한 사람을 묘사한 것일 수도 있습니다.

트리스탄을 죽음에 이르게 만든 독에 대해서도 조금 다르게 생각해보면, 그리스로마 신화 속의 히드라의 독처럼 일종의 신화나 전설적인 요소일 수도 있지만, 중세 시대의 위생 상태 등을 고려할 때 지저분한

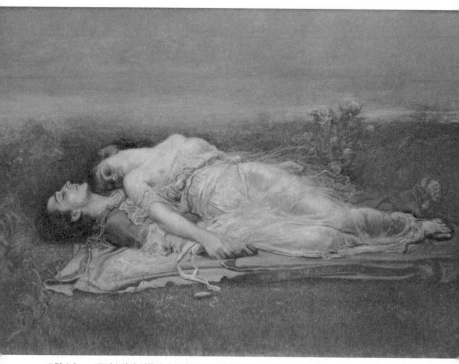

그림 4-2　〈트리스탄과 이졸데의 죽음〉(1910). 로겔리오 데 에구스키사 작품

상태의 검이나 기타 무기에 당한 상처를 통해 세균 감염이 되어 파상풍 (tetanus)●이 일어났을 가능성도 있습니다.

이졸데에게 현대와 같은 치료 약제인 항생제나 면역 글로불린은 없더라도, 상처 부위의 감염 관리나 환자가 겪을 수 있는 고열, 탈수 상태 관리를 잘했다면, 검에 의해 상처를 입은 환자들을 치료하는 것에 능하다는 인상을 주었을 수도 있겠죠.

중세 시대를 살아가던 두 연인의 사랑은 비극으로 끝났지만, 현대에 살았다면 트리스탄에게도 생존 및 이졸데와의 재회라는 기회가 생겨났을지도 모릅니다. 물론 흰 손의 이졸데와 마크 왕이 받았을 마음의 상처는 어찌해야 할지 잘 모르겠지만 말입니다.

● 클로스트리디움 테타니(Clostridium tetani)라는 균에 의해 감염되어 발생하는 감염 질환입니다. 이 세균이 만들어내는 독소가 신경에 이상을 유발하여 근육 경련, 호흡 마비 등을 일으킵니다. 적절한 치료를 하지 않으면 사망에 이를 수도 있습니다. 항생제인 메트로니다졸과 파상풍 면역 글로불린 치료가 필요합니다. 아울러 파상풍 예방 접종을 하는 것도 중요합니다.

5

늑대가 남긴 상처

서양의 유명한 동화 『빨간 두건(Le Petit Chaperon rouge)』은 중세 시대부터 전해지던 민담이 동화로 정착된 대표적인 사례 중 하나입니다.

다들 알다시피 이 동화의 내용을 이렇습니다. 빨간 두건을 쓴 어리고 순진한 소녀가 할머니 병문안을 가던 중 늑대를 만납니다. 늑대는 소녀가 할머니를 만나러 간다는 사실을 알고, 지름길로 할머니 집에 먼저 도착하여 할머니부터 삼킨 후에 할머니로 분장하고 기다렸다가 빨간 두건 소녀까지 삼킵니다. 포식 후에 배가 부른 늑대는 그대로 할머니집에서 잠들었는데, 지나가던 사냥꾼이 잠든 늑대의 배를 갈라 할머니와 소녀를 구출합니다. 그리고 사람들 대신 바위를 잔뜩 넣어 늑대의 배를 꿰매놓았는데(사냥꾼인가 의사인가?), 자다가 깬 늑대는 목이 말라 호수에 갔다가 돌의 무게 때문에 몸이 고꾸라져 호수에 빠져 죽고 맙니다.

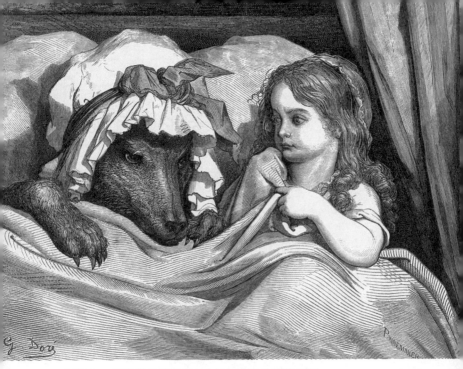

그림 5-1 〈할머니의 모습을 보고 놀란 소녀〉(1862), 구스타브 도레

순진무구한 주인공이 교활한 악당에 의해 위기에 빠졌는데, 데우스 엑스 마키나 같은 사냥꾼의 등장으로 구원받는 이야기입니다.

이 이야기는 프랑스 작가 샤를 페로(Charles Perrault)에 의해 처음으로 동화의 형태로 정착되었는데, 이후 프랑스뿐만 아니라 독일의 그림 형제에 의해서도 『빨간 모자(Rotkäppchen)』라는 제목의 이야기로 재탄생했고, 유럽을 비롯한 서양 문화권 내에서 널리 읽히는 동화가 되었습니다.

회색늑대에 대한 공포

이 동화를 읽어보면 악역이라고 할 수 있는 늑대의 활약이 매우 두드러지는데, 늑대의 이런 이미지는 맹수였던 회색늑대(Canis lupus)에 대한 유럽 사람들의 공포 때문 아니었을까 싶습니다.

회색늑대는 현대에는 유럽이나 북미 지역과 같이 사람들이 많이 사는 지역에서는 거의 절멸되었으나, 이전까지는 굉장히 다양한 지역에서 서식하던 동물이었고, 호랑이나 사자와 같은 커다란 고양잇과 맹수가 거의 없던 유럽이나 북미 지역에서는 인간을 해칠 수 있는 위험한 짐승의 대표적인 존재였습니다. 그래서인지 동양에서는 호환(虎患)이라는 개념이 있다면, 서양에서는 웨어울프, 루가루, 그리고 라이칸슬로프와 같은 늑대인간 괴담이 많이 전해 내려옵니다.

실제로 무리 지어 사냥하는 늑대는 사람을 공격해서 상처를 입히거나 죽음에 이르게 하기도 하였습니다. 늑대들에게 물린 경우에는 상처 자체의 출혈도 있으나 광견병(rabies) 바이러스 감염을 일으켜 치명적인 결과를 낳습니다.[5] 또한 사망에 이르지 않더라도 물린 자리에 피부 괴사가 일어나 심각한 흉터를 남깁니다.[6]

예전부터 유럽에 살던 사람들은 이렇게 늑대에 물린 상처를 많이 접했을 것이며, 특히 의사들에게는 더욱 익숙했을 것입니다. 그런데 늑대에게 물린 적이 없으나 그와 닮은 피부 병변이 있습니다. 바로 전신 홍반성 루푸스(systemic lupus erythematosus)에 의해 나타난 피부 병변입니다.

전신 홍반성 루푸스는 만성 염증성 자가면역성 질환의 하나로, 세포핵의 특정 단백질에 대한 항체가 체내에서 형성되어 자기 면역체계에 의해 공격받게 되는 병입니다. 전신성이라는 표현이 들어가 있듯이 심장, 폐, 신장, 조혈기관, 신경계, 관절, 그리고 피부 등 신체 여러 부위에 자가면역반응에 의한 증상이 나타나게 되는데, 특히 피부에서 나타나는 증상이 외부에서 관찰이 쉽고 특징적이어서 잘 알려져 있습니다.

뺨발진(malar rash)이라는 불그스름한 얼굴 피부 병변이 가장 대표적이지만, 발진 부위에 흉터가 생기는 원반형 발진이 나타나기도 합니다. 이러한 붉은빛의 피부 발진이 나타나면 마치 늑대에 물린 상처와 비슷해 보인다고 합니다. 피부 병변이 늑대에 물린 자국을 연상시킨다고 하여 루푸스(lupus: 라틴어로 늑대라는 뜻입니다)라는 이름이 붙었다고 전해지며, 한문으로도 늑대에 물린 상처라는 뜻의 낭창(狼瘡)이라는 표현을 사용합니다. 루푸스를 검색해보면 이 늑대와 관련된 이야기가 대부분 기술되어 있는 것을 볼 수 있습니다.

두건을 쓴 이유?

루푸스라는 표현을 가장 먼저 사용한 것은 12세기 이탈리아의 살레르노에 살던 외과의사 로게리우스(Rogerius)였다고 합니다.[7] 그러나 이후로도 이 용어가 완벽하게 정착된 것은 아니어서 noli me tangere(나를 만지지 말라는 뜻입니다) 혹은 herpes esthiomenos(히포크라테스가 붙였던 병명으로, '서서히 퍼져나가는 부식성 병변'을 의미합니다)와 같은 이름으로도 불렸습니다.

현대 의학에서 사용하는 홍반루푸스(lupus eryhtematous)라는 명칭은 1851년 프랑스 파리에서 살던 피부과 의사인 피에르 카제나브(Pierre Louis Alphée Cazenave)가 이름 붙인 것입니다.[8]

그렇다면 카제나브는 왜 저 병변에 루푸스라는 표현을 쓴 것일

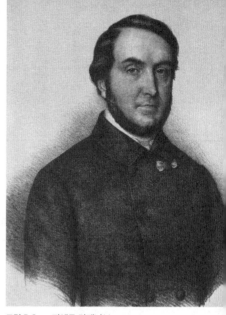

그림 5-2   피에르 카제나브

까요? 물론 이미 이전에도 다른 의사들에 의해 종종 사용되던 표현이어서 붙였을 가능성도 있지만, 루푸스의 피부 병변의 특징과 샤를 페로의 『빨간 두건』 동화를 같이 생각하다 보니 한 가지 가능성이 떠올랐습니다.

루푸스 환자의 절반 이상이 광과민성(photosensitivity)을 지녀, 햇빛(자외선)에 노출되었을 때 피부 병변이 악화될 수 있습니다. 이러한 특징을 떠올리니, 아마도 예전에 살던 루푸스 환자들은 자신의 피부 병변 자체를 남들에게 보여주기 싫은 마음과 햇빛에 노출되어 악화되는 것을 피하고 싶은 마음에 두건을 쓰고 다니지 않았을까 하는 상상을 해보았습니다.

두건을 쓰고 의사를 만나기 위해 병원을 방문했을 텐데, 그 두건을

쓴 환자가 보여주는 피부 병변이 늑대에 물린 상처와 흡사합니다. 그런데 그 환자의 두건과 상처 모양을 본 의사가 『빨간 두건』이라는 동화 내용에 익숙한 프랑스의 사람이었다면, 순간적으로 빨간 두건 이야기 속 늑대가 연상되지 않았을까요?

물론 그 의사가 이와 같은 내용을 기술한 바는 없기 때문에 루푸스의 병명 짓기와 빨간 두건과의 연관성은 어디까지나 제 생각일 뿐입니다. 만약 같은 시대에 살았다면 의사 카제나브와 한 번쯤은 편지를 주고받고 싶어졌을 것 같습니다.

6

카벙클의 세 가지 얼굴

제가 어렸을 때 상당히 좋아했던 게임 중 하나가 바로 롤플레잉 게임 (RPG)인 〈파이널 판타지(Final Fantasy)〉였습니다.

〈파이널 판타지〉는 전통적인 RPG 스타일인데요, 주인공이 다양한 동료를 모아서 최종 보스를 물리치기 위해 모험을 떠나는 내용이 기본 으로, 시리즈마다 주인공이나 배경 등이 달라서 매번 새로운 이야기 속 으로 빠져들 수 있습니다. 그리고 RPG 특성상, 주인공을 비롯한 동료 캐릭터를 열심히 키워(레벨 업을 한다고 표현할 수 있습니다) 기술을 익히고 무 기나 아이템 등을 모으는 재미도 있어서 여가 시간을 즐겁게 해줍니다.

이러한 파이널 판타지 시리즈 중 명작으로 유명한 7탄이 2020년에 리메이크 되어서 반가워하고 있었는데, 리메이크된 게임의 내용을 리 뷰하다 보니 제가 좋아하던 게임 속 소환수(게임 중에 소환하여 적을 공격하거 나 아군에게 유리한 기술을 발휘하는 존재입니다)에 대한 기억이 다시 떠올랐습니다. 바로 '카벙클'입니다.

물론 파이널 판타지 시리즈의 간판 소환수는 노란색의 거대 조류 '초코보'이지만, 저는 개인적으로 카벙클을 좋아했습니다. 이름도 뭔가 동글동글하니 귀여운 느낌이고, 여우를 닮은 무난한 생김새(지나치게 괴수형인 소환수들은 조금 무서운 느낌을 주었으니까요), 그리고 이마에 박혀 있는 붉은 보석까지 너무 매력적이었습니다. 아울러 카벙클은 아군이 받을 수 있는 데미지를 줄여주거나 아군의 생명력을 회복시켜주는 고마운 기술을 가지고 있기 때문에 여러모로 호감이 가는 존재였습니다.

카벙클의 이미지를 귀여운 소환수로 간직한 채 의대에 진학했는데, 교과서에도 카벙클이라는 단어가 나왔습니다. 뭔가 반가운 기분이 들어 의학에서 카벙클은 무엇인지 찾아보았는데… 그 뜻은 바로 '큰 종기(腫氣)'였습니다.

커다란 종기 그리고 붉은 가넷

카벙클이 '작은 종기들이 모여서 만들어진 큰 부스럼'이자, 『조선왕조실록』에 나오는 많은 왕들이 앓았던 질병인 등창(등에 있는 큰 종기)을 뜻하는 단어라니! 저로서는 충격이 이만저만이 아니었습니다. 여하튼 충격은 뒤로하고, 어째서 종기의 이름이 카벙클이고, 왜 귀여운 소환수랑 이름이 같은 것인지 궁금해져 단어의 기원을 찾아보게 되었습니다.

카벙클(carbuncle)이란 단어 자체는 라틴어인 카분쿨루스(carbunculus:

작은 석탄)에서 유래한 것으로, 숯이나 석탄을 뜻하는 카보(carbo: 탄소를 뜻하는 carbon의 기원)라는 어근과 작은 것을 뜻하는 접미사인 울루스(ulus)가 합쳐져서 생긴 것이라고 합니다. 아마도 종기가 염증으로 인해 붉게 부어오른 모습이 '불 붙은 석탄이나 숯'의 모습과 비슷해서 붙은 이름이 아닌가 하는 생각이 듭니다.

로마 사람들은 보석인 루비 혹은 붉은 가넷(red garnet: 석류석으로도 불리는 1월의 탄생석)도 카벙클이라고 불렀다고 하는데, 그렇다면 종기의 중심부의 붉은 모습이 루비나 가넷처럼 보여서 붙은 이름일 수도 있겠습니다.

그럼 다시 제 추억 속 소환수 이야기로 돌아와서, 왜 저 소환수의 이름은 카벙클일까요? 방금 말했듯 카벙클은 큰 종기와 보석과 관련이 있는 단어였습니다. 이리저리 좀 더 조사하다 보니 카벙클로(carbunclo)라는 이름을 지닌 전설상의 동물에 대한 이야기가 등장합니다. 카벙클로는 남아메리카, 특히 북부 칠레의 광산 지역에서 전해져 내려오는 전설 속의 작은 생물인데, 몸에 귀한 보석을 지니고 있다고 합니다. 만약 그 보석을 얻게 되면 소유자에게 행운을 가져다준다고 하죠.

전승에 따라서는 생김새가 머리에 빛나는 석탄과 같은 거울을 지니고 있다는 표현도 있고, 혹은 멀리서 보면 반딧불이

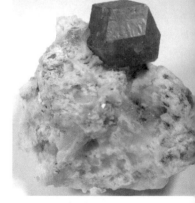

그림 6-1 세공 전의 가넷
© Rob Lavinsky

처럼 움직이고 이매패류 조개를 닮은 껍질 속에서 희고도 푸른빛을 내뿜는다는 이야기도 있습니다. 후자의 경우는 다리도 4개 이상으로 많다는 묘사가 있습니다.

남미 전설 속의 카벙클은 약간 곤충처럼 보이기도 하고, 우주에서 온 생물 같기도 한데, 그 모습 그대로 게임 캐릭터를 만들었다면 조금은 무서웠을 것 같습니다.

다행히도 최대한 귀여운 느낌으로 카벙클을 디자인한 게임 제작사에게 감사와 존경을 전합니다. 어쨌든 의학용어 카벙클보다는 〈파이널 판타지〉 속 소환수 카벙클이 더 좋긴 합니다.

7

신조차도 치료하기 어려운 독

이집트 문명은 인류 역사 상 가장 오래된 문명 중 하나입니다. 이집트
는 나일강 유역에서 시작되어 이미 기원전 31세기경에 상·하이집트가
통일된 왕국을 이루고, 파라오라는 왕에 의해 다스려지던 전제왕정 국
가였습니다.

많은 사람들이 알고 있는 클레오파트라 7세 여왕(로마 공화정의 안토니우
스와 연인이었던)이 자살하며 왕국이 멸망할 때까지 3000년이 넘도록 존
속한 이집트는 기나긴 역사를 지닌 나라답게 이들이 만들고 믿었던 신
화 역시 매우 신비로운 이야기들로 가득 차 있습니다. 대략적인 창세신
화 이야기를 정리해보면(가장 널리 알려진 버전입니다) 이렇습니다.

혼돈의 바다(그리스 신화의 카오스와 비슷합니다)에서 태양신 '라'가 탄생하
였고(창조신 '아툼'이 탄생했다고 전하기도 합니다), 라가 외로움을 이겨내기 위해
자신의 침에서 공기의 신 '슈'와 습기의 여신 '테프누트'를 만듭니다. 이

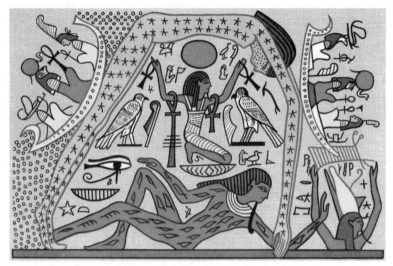

그림 7-1 하늘의 신 누트와 땅의 신 게브를 묘사한 그림

두 신은 결혼하여 남매를 낳았는데, 오빠가 대지의 신인 '게브'이고 여동생이 하늘의 신인 '누트'였습니다.

그러나 부모 세대와 달리, 게브와 누트의 결합은 라에게 허락받지 못하여, 이들 사이에 아이들이 태어나지 못하고 있었습니다. 게브와 누트를 딱하게 여긴 지식과 기록의 신 '토트'가 달의 신인 '콘수'에게 내기를 걸어 5일의 시간을 얻어내 그 5일 동안 네 명의 아이가 태어날 수 있게 해주었다 합니다. (이 사건이 바로 1년이 365일이 된 원인이라고 설명을 합니다.)

이때 탄생한 네 명의 신이 이집트 신화에서 가장 많이 활약하고 널리 알려진 신인 오시리스, 이시스, 세트, 그리고 네프티스(태어난 순서대로 기술)입니다.

'라'부터 네프티스에 이르는 아홉 명의 신을 '엔네아드'라고 부르는데, 이집트 신화에서 가장 숭앙을 받는 신들입니다. 신들과 별개로 인간들은 라의 눈물에서 탄생했다고 전합니다.

게브와 누트에게서 태어난 네 명의 신 중 첫째인 오시리스는 수려한 외모와 훌륭한 성품, 뛰어난 지혜를 고루 갖추고 있었으며, 모두의 사랑과 아버지 게브의 인정을 받아 이집트의 지배자로 등극하였습니다. 그리고 바로 아래 동생이자 모성과 마법의 여신인 이시스와 결혼하여 이집트를 잘 다스렸습니다.

그러나 모두에게 존경과 사랑을 받으며 비옥한 이집트 땅을 다스리는 오시리스에게 질투와 증오의 감정을 키운 자가 있었으니, 바로 동생이자 사막과 모래바람의 신인 세트였습니다.

세트는 보통 자칼의 머리를 지닌 모습으로 그려지는데, 가장 강력한 전투력을 지닌 신으로, 또 사막을 건너다니는 상인들과 이방인의 수호신으로 여겨지기도 했습니다. 세트는 형에 대한 질투심(이 질투심에 더해 누나인 이시스에 대한 사모가 겹쳐졌다는 이야기도 있습니다)으로 인해, 오시리스를 없앨 음모를 꾸몄습니다.

세트는 오시리스의 몸에 딱 맞는 아름다운 관을 만든 후에, 신들이 모인 자리에서 이 관의 크기와 몸이 같은 신에게 선물하겠다고 선언하였습니다. 사후세계를 중시하는 이집트에서 멋진 관은 일종의 명품처럼 여겨진 것인지, 신들이 모두 그 관을 갖고 싶어 했는데, 당연하게도 관은 오시리스에게 딱 맞는 크기였습니다. 세트는 오시리스가 관에 들어가자마자 관의 뚜껑을 닫고 못을 박은 후, 바다에 던져버립니다(아무도 말리지 않은 게 이상하긴 합니다).

졸지에 수장된 오시리스는 그대로 사망하였고, 이시스는 남편의 시신을 찾아 부활시키기 위해 관의 행방을 수소문하고 다닙니다. 다행히 이시스가 오시리스의 관을 발견하였으나, 세트는 형의 부활을 저지하기 위해 시신을 열네 조각을 내어 이집트 곳곳에 숨겨놓았습니다. 그러나 이시스는 이에 굴하지 않고 남편의 시신 조각을 모으기 위해 이집트 전역을 헤매어 다녔고, 결국 열세 조각(마지막 한 조각은 성기였다고 합니다)을 찾아내어 이어 붙인 후 오시리스를 사후세계의 지배자로 부활시킵니다. 부활 능력을 지닌 마법사라는 점에서는 그리스 신화 속 메데이아와 이시스가 비슷하게 느껴집니다.

비록 이승에서의 삶은 끝이 났지만, 오시리스는 사후세계의 신이자 재판관으로서 계속 숭배를 받는 존재로 다시 살아가게 된 것이죠.

호루스와 전갈독

오시리스가 죽고 이집트의 권좌를 차지했으니 신화는 세트에게만 해피엔딩으로 끝나는 것인가 싶지만, 결국에는 오시리스와 이시스 사이에서 태어난 아들인 호루스가 삼촌인 세트와 대결합니다. 그리고 집안싸움이자 이집트의 지배권을 둔 싸움의 최종 승자는 결국 호루스가 되고 세트는 지하세계로 쫓겨납니다. 물론 호루스가 장성하여 세력을 갖추고, 세트와 동등하게 경쟁하게 되기까지는 수많은 난관이 있었습니다. 그 수많은 고난 중 하나가 바로 여기서 다룰 전갈독과 관련이 있습니다.

세트는 오시리스의 아들인 호루스가 무사히 장성하면, 정당한 왕위 계승자로서 자신에게 도전할 것을 예상했기에 어린 시절부터 그 싹을 자르려고 시도합니다.

세트는 호루스에게 전갈(혹은 독사)을 보내 물도록 했는데, 이로 인해

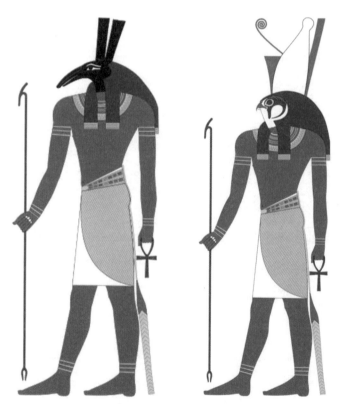

그림 7-2　세트(왼쪽)와 호루스(오른쪽). 세트는 아프리카 들개, 땅돼지 혹은 자칼의 머리를 가진 신으로 묘사되며, 호루스는 매의 머리(머리에는 상·하 이집트의 왕관)를 지닌 신으로 그려집니다.

독에 중독된 호루스는 사경을 헤맵니다. 현대에도 동식물의 독에 노출되는 것은 상당히 위험한 일입니다. 현대와 비교하면 여러모로 의학 지식의 수준이 떨어졌을 고대 이집트의 의술로서는 중독 증상 치료에 취약했을 것입니다. 그래서인지 옛날 사람들은 신이라 하더라도 맹독의 위험에서 무사하기 힘들 것이란 생각을 했던 것 같습니다.

호루스를 치료하기 위해 노력하던 이시스는 지식의 신인 토트에게 방법을 물었고, 토트는 '라'의 진실된 이름을 알려준 후 이를 가지고 '라'를 움직여 태양신의 권능으로 호루스를 치유하였다고 합니다.

정리하자면, 고대 이집트의 의술로는 그냥 전갈에 물린 중독 증상을 치료할 수는 없었고, 맹독을 가진 전갈에 물린 경우에는 기적에 가까운 힘인 '태양신'의 힘 정도는 빌려야 살아날 수 있다고 생각한 것입니다.

여기서 호루스를 물었던 전갈은 어떤 종류이며, 그 독의 성분은 무엇인지가 궁금합니다. 더불어 현대 의학으로 전갈독을 해독할 수 있는지도 알고 싶어졌습니다.

이집트 지역에 사는 전갈을 조사해보니, 데스스토커 스콜피온(Deathstalker scorpion)이라는 이름부터 무시무시한 종류의 전갈이 먼저 나왔습니다. 학명은 *Leiurus quinquestriatus*이며 북아프리카에서 중동에 걸친 지역에서 서식하고 있다고 합니다.

이 전갈은 신경독을 지니고 있는데, 그 독의 가장 대표적인 성분이 바로 클로로톡신(chlorotoxin)으로 이름에 걸맞게 염소 이온 통로(chloride channel)를 차단하여 그 독성을 나타낸다고 합니다.

이 독소에 의한 증상은 마비이며, 왕새우에게 실험한 결과로는 몸무게 1그램당 1.23~2.23마이크로그램(마이크로그램은 100만 분의 1그램)의 독이 주입되어도 20초 이내에 운동 조절 능력이 상실되며, 점차 마비 증상이 진행되어 전신적인 강직성 마비가 나타난다고 합니다.

클로로톡신 외에도 그리스 신화 속 괴물의 이름을 따온 독소 성분들이 들어있는데, 오디세이아에 등장하는 바다 괴물들인 스킬라와 카리브디스의 이름이 들어간 스킬라톡신(scyllatoxin)과 카리브도톡신(charybdotoxin)입니다. 이 독소들은 칼슘과 칼륨(포타슘) 이온 통로에 작용하여 신경의 과다활성을 일으키는 역할을 합니다.

이들 독소는 먹이가 될 동물을 마비시켜 전갈의 사냥에 활용되기도 하지만, 사람에게도 과량이 투입되면 호흡곤란이나 근육 조절 이상 등을 일으켜 생명을 위험하게 할 수 있습니다.

아마 체구가 작은 어린이였던 호루스가 이러한 독소에 노출되었다면, 성인보다 더 빠른 속도로 독이 퍼져 상당히 큰 고통을 받고 죽음의 문턱에 다가갔을 것입니다(신이지만 죽을 수 있다는 점이 조금 신기하긴 합니다).

지금은 전갈에 물리면 항전갈독혈청(anti-scorpion venom serum)을 사용하여 독을 중화하고 여러 가지 대증 치료를 병행하여 환자의 고통을 줄이고 생명을 구합니다.

2011년 미국에서는 오직 전갈독(미국에서 많이 서식하는 나무전갈의 독)을 해독하는 용도로 아나스코프(Anascorp)라는 약제가 만들어지기도 했습니다. 이 약제는 전갈독에 면역이 있는 말의 혈청으로 만든 것으로, 이

약을 주사하면 전갈독의 독성 작용이 빠르게 사라진다고 합니다.[9]

요즘엔 이렇게 전갈독을 중화할 방법을 찾아낼 뿐만 아니라, 앞서 언급된 클로로톡신 성분을 암 치료에도 활용하고 있습니다.[10] 클로로톡신은 신경교종(glioma)와 같은 종양세포에 좀 더 잘 결합하고, 이를 통해 종양의 정상 조직으로의 침범을 억제하는 효과가 있다고 합니다.

태양신의 권능으로 겨우 목숨을 구할 기회를 얻을 호루스 신화와 달리, 현대에는 의학의 힘으로 인간의 목숨을 구하고 있습니다. 신화시대의 이야기들은 확실히 흥미롭지만, 우리가 살아가기에는 이 시대가 더 좋은 것 같습니다.

◆ 8

복수의 여신은 프로파일러

COVID-19 팬데믹으로 예전보다 외출이 줄어든 요즘, TV나 유튜브를 보다 보면 과거의 범죄 사건들을 재조명하며 사건과 범인을 해설해 주는 프로파일러(범죄심리분석관)를 보게 됩니다. 범죄심리 분석이라 할 수 있는 프로파일링(criminal profiling)을 전문적으로 하는 분들이죠.

프로파일러는 범죄심리학자라는 직함으로 나오기도 하는데, 범죄심리학자들이 사건을 자문하는 사례도 많아 두 용어가 비슷한 의미로 사용되는 것 같습니다.

어쨌든 자신들이 겪었던 사건 혹은 겪지는 못했으나 리뷰했던 사건을 설명해주는 프로파일러의 이야기는 해당 분야에 문외한인 저 같은 사람이 듣기에도 매우 흥미진진합니다만, 한편으로는 방향만 다르지 질병과 환자들에 대해 고민하는 의사들과 비슷하다는 생각이 듭니다.

실제 법의학을 전공하는 의사들은 부검을 통해 범죄 해결에 중요한 단서들을 제공하기도 하는데, 법의학자들이 여러 가지 검사 결과를 해석하여 진단에 도움을 주는 파트 의사와 비슷하다면, 프로파일링하는 분들은 임상에서 직접 환자를 보는 의사와 흡사하다는 생각도 들었습니다.

범죄자의 심리를 분석하거나 범죄자의 유형을 분류하고 가장 가능성이 큰 범죄자의 프로파일을 도출해낸다는 점에서도 의사와 비슷하고, 용의자와 면담하고 라포(rapport: 치료, 교육을 위해 타인의 감정과 상황을 이해하고 공감대를 형성하는 것)를 형성하여 자백을 끌어내거나 범행에 관련된 단서를 얻는 과정 역시 환자와 면담하여 필요한 정보를 얻고 치료에 참여할 수 있도록 도와주는 의사의 역할과 흡사해 보입니다.

추리 소설 주인공으로 가장 유명한 탐정 셜록 홈즈가 추리하는 과정이 의사의 진단 과정과 비슷한 느낌이 들었는데, 알고 보니 작가인 아서 코난 도일이 안과 의사 출신이어서 고개를 끄덕인 적도 있습니다. 결국 추리의 과정에 필요한 여러 가지 분석이 프로파일링이라 할 수 있으니, 의사와 셜록 홈즈와 프로파일러가 비슷해 보이는 것이 당연한 것 같기도 합니다.

두루미에게 전한 말

서론이 매우 길어진 것 같은데, 여기서는 프로파일러를 제가 좋아하는 시에 등장하는 복수의 여신들에 비유해보고자 합니다. 바로 〈이비코스의 두루미(Die Kraniche des Ibykus)〉라는 시입니다. 이 시는 독일의 극작가이자 철학자 프리드리히 실러(Friedrich Schiller)가 1797년에 지었던 서정시로, 지어진 시대는 18세기 말이지만 고대 그리스 시대(기원전 6세기)에 살았던 시인 이비코스의 이야기를 소재로 하고 있습니다.

이비코스는 현재 이탈리아 남부에 있는 도시인 레기움(Rhegium: 현재는 레지오입니다) 출신의 시인입니다. 당시에는 이탈리아 남부에 여러 개의 그리스 식민 도시가 세워져 있었다고 합니다. 방랑시인이었던 이비코스가 가장 활발하게 활동했던 곳은 그리스의 사모스(Samos)섬이었습니다. ● 사모스는 폴리크라테스(Polycrates)라는 참주가 다스리던 도시였습니다.

이비코스의 최후에 대해서는 다양한 설이 있는데, 여러 곳을 떠돌며 창작활동을 하다가 다시 고향인 레기움으로 돌아가서 숨을 거두었다는 이야기도 있고, 경연대회에 참석하기 위해 떠났다가 강도를 만나서 살해당했다는 설(플루타르크 등에 의한 전승)도 있습니다.

프리드리히 실러의 시는 후자의 설에서 영감을 받아 지어진 것입니다. 시의 내용을 살펴보면 이렇습니다(본래는 운문인데 산문 형식으로 바꾸고 각색을 했습니다).

이비코스는 고대 그리스 코린토스의 이스트모스(Isthmus) 지역에서 열

● 참고로 수학자이자 철학자로 유명한 피타고라스도 이 섬 출신이며, 이비코스와 비슷한 시기에 살았던 것으로 추정됩니다. 피타고라스가 본문에 언급된 폴리크라테스라는 참주 때문에 사모스 섬을 떠났다는 이야기가 있습니다.

리는 이스트미아 경연대회°에 참여하러 가는 길에 남쪽으로 이동하는 두루미 떼를 보고 반가워하며 인사를 전합니다. 그렇게 경연대회에서 얻을 영광을 상상하며 즐겁게 소나무 숲길을 걷고 있던 그는 길에서 강도들을 맞닥뜨립니다.

시인일 뿐 전사로서의 능력을 갖추지 못했던 이비코스(부드러운 리라의 현을 타던 그의 손은 활시위는 당겨본 적이 없었다고 그려집니다)는 결국 강도들에게 심하게 맞아 쓰러져 숨을 거둡니다. 그는 숨을 거두기 직전에 날아가던 두루미 떼를 보며 자신의 죽음을 고발해 달라고 부탁합니다.

이때의 묘사를 보면 심하게 맞아 눈이 붓고 뇌손상이 오면서 시각에 이상이 왔는지 '이미 앞이 보이진 않았으나 두루미 떼가 우는 소리와 날갯짓하는 소리를 선명하게 듣고' 위와 같은 부탁을 했다고 합니다. 죄 없는 시인의 참혹하고 비극적인 죽음이었죠.

강도들은 달아났지만, 이비코스의 시체(옷까지 다 벗겨 갔는지 벌거벗은 시체라고 나옵니다. 범죄자들의 악랄함이 돋보이는 부분이죠. 옷조차 팔려고 했거나 피해자의 신원을 감추려고 벌인 행각일 수도 있겠습니다)는 코린토스에 살던 그의 친구에게 발견됩니다.

친구는 이비코스의 죽음에 비통해하며 이렇게 외칩니다.

"내가 너를 이렇게 만나다니…. 너의 영광에 어울리게 최고의 음유

● 이스트미아 경연대회(Isthmian games)는 고대 그리스에서 2년마다 열리던 운동과 예술 경연대회로 바다의 신인 포세이돈을 기리기 위한 것이었습니다. 이스트모스 지역은 고대에는 포세이돈 신의 성지였습니다. 포세이돈에게 소나무 숲이 바쳐져 있어, 우승자는 '소나무관'을 받았다고 합니다.

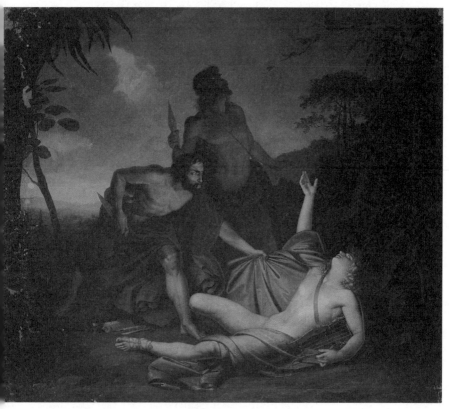

그림 8-1   〈이비코스의 두루미〉, 하인리히 슈베밍거 작품

시인이 받는 소나무관을 너의 관자놀이에 쓰기를 바랐건만…"

영광의 소나무관 대신 관자놀이에 치명상을 입고 쓰러진 친구의 모습 보고 느낀 커다란 슬픔과 절망이 절절하게 다가옵니다.

지금으로 치면 유명 연예인이라고 할 수 있는 이 위대한 시인의 죽음에 경연대회에 참가한 사람들과 코린토스의 시민들은 모두 분노를 금치 못하였고, 시청사로 달려가 죄인을 찾아내 벌줄 것을 탄원합니다. 그러나 범죄자들을 찾을 만한 증거가 딱히 없었고(단순 강도인지 경연의 라이벌이 벌인 짓인지도 알 수 없는 상황이었죠), 또 이 범죄자들이 축제의 현장에 태연하게 스며들어 즐기고 있을 것을 생각하니 다들 더욱 원통할 수밖에 없었습니다.

마치 현대의 연쇄살인 사건의 범인들이 잡히지 않고 미제 사건으로 남았을 때, 피해자 가족과 여러 선량한 사람들이 느꼈을 분노와 공포심과도 비슷하죠.

복수의 여신 에리니에스

이비코스 사건의 범인들이 유유히 도시를 거닐고 있을 때쯤, 경연대회의 막이 올랐습니다. 많은 사람이 개막 공연을 본다는 흥분감에 들떠 원형극장에 몰려들었죠.

그런데 원형극장에 한 무리의 합창단이 들어오자 분위기가 바뀝니다. 무언가 '이 세상의 존재 같지 않은 여성들'이 들어와 극장 무대를 돌며 노래를 부르기 시작하자 오싹한 느낌마저 감돌기 시작했죠. 여성들은 걸음걸이도 무언가 사람들과 달랐고, 모두 검은 외투를 입고 횃불을 들고 있었으며, 머리카락이 뺨 주위에서 나풀거리는데, 마치 똬리를 튼 뱀처럼 보였습니다.

그녀들이 부른 노래는 대략 다음과 같았습니다.

마음이 정결하고 죄 없는 자는 행복할지어다.

그러나 남몰래 살인한 자는 불행할지어다.

우리들 밤의 무서운 동족들은 그의 전신을 노리고 있다.

우리는 그를 추격하여 더 빨리 날으리라.

우리 뱀들을 그의 발에 감기게 하여 넘어뜨리리라.

끈질기게 우리는 추격하리라.

죽을 때까지 추격하여 그에게 안정도 휴식도 주지 않으리라.

이들의 고요하나 힘 있고 엄숙한 노래는 죄인들의 마음속에 은밀한 두려움을 불러일으켰습니다.

이때 갑자기 하늘이 어두워지며 극장 위로 검게 무리지은 두루미 떼가 날아가자 범인 중 한 명이 무심코 "티모테우스, 저기 봐라, 저기. 이비코스의 두루미야!"라고 외치고 말았습니다.

이비코스라는 그리운 이름과 '이비코스의 두루미'라는 단어가 나오자, 관객석에 있던 모든 사람이 그 말을 외친 자와 그 말을 들은 자가 바로 범인임을 알 수 있었습니다. 사람들은 신성한 시인을 위한 에우메니데스(복수의 여신인 에리니에스의 다른 이름)의 복수가 이루어졌음을 확신하며 범인들을 잡아 법의 심판대 앞에 세웁니다.

시에 나오는 에리니에스(Erinyes)* 여신의 기원에 대해서는 하늘의 신인 우라노스의 성기가 잘릴 때 흐른 피가 땅에 떨어져 태어났다는 이야기도 있고, 밤의 여신 닉스와 저승의 신 하데스 사이에서 태어났다는 이야기, 혹은 닉스의 어둠 자체에서 생겨났다는 이야기도 있습니다.

에리니에스는 보통 지하에서 살고 있으며, 핏빛으로 붉게 빛나는 눈, 청동 날개를 지니고 있다고 합니다. 그리고 머리카락은 모두 구불거리는 뱀 형태로 죄인을 물기 위해 겁을 준다고 하며, 보통은 횃불을 들고 있는 무서운 처녀의 모습으로 묘사되곤 합니다.

이 모습이 심히 무서워 에리니에스를 본 사람들은 공포감에 사로잡히고, 그녀의 표적이 된 범죄자들은 밤낮없이 죄책감이 밀려와 미치게 된다고 합니다. 그래서 죄책감을 의인화한 신이라는 이야기도 있습니다.

이 시에서는 '에리니에스 여신'이란 존재로 비유하긴 하였으나, 그들의 역할이 범죄자가 저지른 죄를 밝히고 그를 통해 합당한 벌을 받게 만드는 것이라는 점에서 현대에 활동하는 프로파일러와 매우 흡사해 보입니다.

---

* 복수와 분노의 세 여신으로, 라틴어로 퓨리(Furi)라고 불리며 영어 단어인 퓨리(fury)의 기원입니다. 세 자매의 이름은 각각 티시포네(Tisiphone: 살인을 복수하는 여자), 알렉토(Alecto: 끊임없는 분노), 그리고 메가이라(Megaera: 질투하는 여자)입니다.

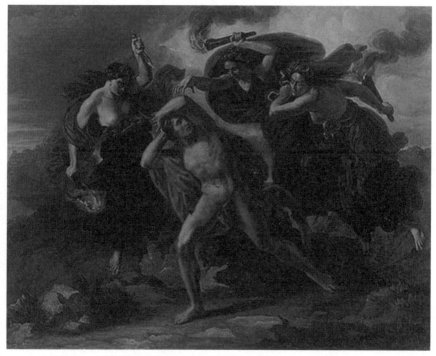

그림 15-2 〈오레스테스를 벌하는 에리니에스〉(1862), 칼 랄 작품

고대부터 사람들이 생각하는 정의란 복수와 닿아 있었습니다. 복수의 여신 중 하나인 네메시스(Nemesis)*를 정의의 여신인 유스티티아(Justitia)와 비슷한 신격으로 여기거나, 여러 그림 등에서 두 신이 함께 죄지은 자들을 쫓는 모습으로 묘사하기도 합니다.

이는 아마도 피해자와 그 가족들의 원한을 풀고, 범죄에 대한 합당한 벌을 내리는 가장 적절한 방법이 복수라고 생각했기 때문일 것입니다.

현대 사회에서 복수는 사사로이 하지 못하게 할 뿐, 국가와 법이 피해자와 그 친지들을 대신해 복수자 혹은 징벌자의 역할을 하고 있습니다. 범죄자를 잡고 적절한 처벌을 내리는 것이야말로 현대 국가에서 반드시 수행해야 할 임무이며, 사회가 안전하게 유지될 수 있는 기틀입니다. 그런 의미에서 저는 공적인 복수자의 역할에 일조하는 프로파일러 분들의 활약을 진심으로 응원하고 있습니다.

모든 범죄는 태양 아래 밝게 드러나고, 죄지은 자들에게는 항상 합당한 벌이 내려지길 바랍니다.

● 네메시스는 주로 인간의 오만과 불경에 대한 징벌을 담당합니다.

9

비명을 지르는 식물

맨드레이크는 판타지 소설이자 영화로 유명한『해리포터와 비밀의 방』에 등장하는 신비한 식물로 잘 알려져 있습니다. 해리포터가 있는 호그와트 마법학교의 약초학 수업 시간에 등장하는 식물로, 기르던 화분에서 뿌리째 뽑아내면 사람 형상의 뿌리가 비명을 지르고 그 비명을 들은 사람은 기절하게 된다는 바로 그 식물입니다. 해리포터 세계관에서는 맨드레이크의 비명을 들으면 기절할 뿐만 아니라 바실리스크라고 하는 거대한 뱀(눈을 마주치면 마주친 사람을 돌로 만드는 메두사 같은 능력을 지닌 괴물이죠)과 간접적으로 눈을 마주쳐 마비된 사람들을 고치는 효과도 있는 것으로 묘사되죠.

해리포터로 인해 널리 알려지긴 했지만, 맨드레이크는 서양에서 오래전부터 일종의 환상의 식물처럼 여겨졌으며, 여러 가지 전설이 함께 내려오고 있습니다.

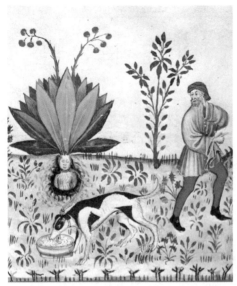

그림 9-1 맨드레이크를 뽑을 때 개를 이용해서 뽑는 장면, 1390년경

전해 내려오는 대표적인 이야기는 해리포터 속 이야기와 비슷합니다. 사람이 맨드레이크 뿌리를 뽑으면 죽게 되므로, 사람 대신에 개 목줄에 뿌리를 연결하여 뽑으면, 사람 대신 개가 죽는다는 속설입니다.[11]

다른 이야기로는 맨드레이크 뿌리의 모양이 사람과 흡사하기에 일종의 호문쿨루스('작은 사람'이라는 뜻입니다. 중세 유럽에서는 정액 속에 완성된 작은 사람이 있다고 생각했는데 여기서 나온 단어입니다)처럼 만들 수 있다고 생각했습니다. 맨드레이크를 만드는 방법은 이렇습니다. 브라이오니(bryony)라는 식물의 뿌리를 춘분이 지난 월요일에 꺼내 죽은 사람의 무덤에 넣고, 30일간 박쥐 세 마리가 익사한 우유를 줘서 기르고 31일째에 꺼내어 오븐에 말린 후, 죽은 사람을 감쌌던 천 조각으로 그 식물을 감싸서 들

고 다니면 강력한 맨드레이크가 완성된다고 합니다.[12]

　이와 비슷하게 맨드레이크는 중세시대 마녀들이 만드는 마법 약물의 주요 재료라고 여겨지기도 했습니다.[13] 물론 『성서』가 쓰인 시대부터도 최음제 혹은 임신을 돕는 효과가 있는 약초로 여겨졌는지 맨드레이크는 『성서』의 창세기에도 등장합니다.[14] 창세기를 보면 라헬과 르우벤이 대화를 나누면서 맨드레이크를 언급하는데요, 국내에서는 합환채 혹은 자귀나무로 번역되어 있습니다.

사람을 닮은 뿌리 식물에 대한 경고

이렇듯 다양한 이야기 속에 맨드레이크가 등장하는 이유는 맨드레이크가 가지고 있는 일종의 독성 때문인 것으로 보입니다. 맨드레이크 속(species)에 포함된 모든 식물은 알칼로이드(alkaloid) 성분을 지니고 있는데, 이 성분은 특히 뿌리에 많이 들어 있습니다. 따라서 맨드레이크 속 식물의 뿌리를 섭취하면 구토, 설사 혹은 호흡곤란을 겪을 수 있으며, 지중해에서 자라는 맨드레이크의 경우에는 독초인 벨라도나(아트로핀 성분)와 비슷하게 동공 확장, 어지럼증, 두통, 배뇨장애, 빈맥(심장 박동이 빨라지는 증상) 등이 나타날 수 있다고 합니다.

　이런 증상뿐만 아니라 환각 작용도 동반되어 이를 섭취한 환자는 과다활동과 환각에 시달리다가 사망에 이를 수도 있다고 합니다.[15] 마치 전설 속에서 맨드레이크의 비명을 듣고 죽어가는 사람들처럼 말이죠.

아마 고대 사람들이 먹을 만한 식물들을 찾다가 맨드레이크 뿌리를 먹고(식량이 풍부하지 않던 시절에 통통한 뿌리를 지닌 식물은 먹음직스럽게 느껴졌을 수도 있습니다), 독성으로 인해 피해를 보자 다른 사람들도 독성에 노출되는 것을 방지하기 위해 강한 경고를 담은 설명을 하다 보니 살이 붙어 이러한 전설이 만들어진 게 아닌가 싶습니다.

"사람을 닮은 뿌리를 지닌 식물은 뿌리를 뽑기만 해도 미칠 수 있으니 절대 건드리지 마라!" 이 정도의 경고는 있어야 실수로 섭취하고 피해를 당할 가능성이 줄어들 테니까요.

맨드레이크를 먹을 필요가 없는 시대가 되어도 그 경고는 계속 남아 신비한 이야기들로 변모되었습니다. 아마 수많은 이야기들이 이렇게 시작되었을지도 모를 일입니다.

10

낭만에 죽고 사는 기사 혹은 치매 환자

스페인 작가 미겔 데 세르반테스(Miguel de Cervantes)는 불멸의 명작『돈

키호테』를 남겨 여전히 그 이름을 널리 알리고 있습니다. 1605년 발표

된 『돈키호테』는 최초의 근대 소설로

여겨지고 있으며, 기사도 문학을 풍자

하기 위해 쓴 소설로 기사 계급의 몰락

을 돈키호테라는 노인의 괴상한 행각을

통해 해학적으로 보여주고 있습니다.

소설은 스페인어 원서로 800쪽이 넘

는 상당한 분량이지만, 소설 전체의 핵심

줄거리는 기사 소설을 탐독하다가 정신

이 좀 나가버린 라만차에 사는 돈키호테

라는 늙은 하급 귀족이 비쩍 마르고 늙

그림 10-1 돈키호테 초판본

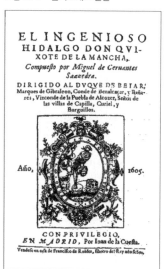

EL INGENIOSO
HIDALGO DON QVI-
XOTE DE LA MANCHA,
Compuesto por Miguel de Ceruantes
Saauedra.

DIRIGIDO AL DVQVE DE BEIAR,
Marques de Gibraleon, Conde de Benalcaçar, y Baña-
res, Vizconde de la Puebla de Alcozer, Señor de
las villas de Capilla, Curiel, y
Burguillos.

Año,   1605.

CON PRIVILEGIO,
EN MADRID, Por Iuan de la Cuesta.
Vendese en casa de Francisco de Robles, librero del Rey nio señor.

은 말 로시난테를 타고 배불뚝이 산초를 시종으로 삼아 모험을 떠나는 내용입니다. 물론 자신의 망상으로 만들어낸 완벽하고 고귀한 여성인 둘시네아 공주(실제로는 농부의 딸)에게 경애를 바치고, 풍차를 거인으로 보고 용맹하게 달려드는 돈키호테의 기행담으로도 알려져 있습니다.

처음 이 소설을 접했을 때는 참으로 어이없는 노인의 별난 행각이 나열되어 있어서 주인공인 돈키호테가 미쳐버린 것인지 아니면 미친 척해야 세상을 살아갈 수 있을 정도로 나름의 고뇌가 심한 사람이었던 것인지 궁금하기도 했습니다.

특히 풍차를 거인으로 보고 달려드는 장면에서는 돈키호테 특유의 광기가 절정에 달하는데요, 읽다 보면 실소와 탄식이 번갈아 나와 묘한 비애마저 느껴졌습니다.

하지만 시간이 흘러 신경과 의사가 된 후 다시 내용을 살펴보니 '사실 돈키호테는 광인이 아니라 루이소체치매(Dementia with Lewy bodies) 환자가 아닐까?' 하는 생각이 들 정도로 의심되는 특성이 몇 가지 있었습니다.

루이소체치매 환자라는 여러 징후들

알츠하이머치매에 대해서는 들어본 분들이 많겠지만, 루이소체치매는 이름부터 낯설게 느껴질 것입니다. 이 질환은 이름 그대로 루이소체가 신경세포에 쌓여 있는 병리 소견이 발견되는 신경퇴행성 질환으로, 이 루이소체가 만들어지는 원인은 파킨슨병과 비슷하게 알파시누클레인

(alpha-synuclein)이라는 단백질이 비정상적으로 쌓이고 뭉치는 것입니다. 이 질환은 기억력이 주로 손상되는 알츠하이머치매와는 좀 다르게, 주의집중력이나 집행 기능, 시지각 장애 등이 주로 나타나고, 이러한 인지기능 저하가 좋았다가 나빠졌다 하는 증상의 동요(fluctuation)가 관찰되며, 아주 뚜렷한 시각적인 환각이 반복되거나 파킨슨증(느린 움직임, 경축, 떨림, 보행 장애 등)이 나타나기도 하는 질환입니다. 증상이 단순히 치매 증상에만 국한되지 않고, 환자 상태의 변화도 많아 진단이 쉽지 않고 적절한 치료 방법을 결정하기도 어려운 신경 퇴행성 질환 중 하나입니다.

이러한 루이소체치매가 과연 돈키호테의 이야기와 어떤 연관이 있을까 하는 궁금증이 들 터이니, 의사의 관점에서 가장 최근에 정리된 진단기준에 따라 정리해보겠습니다.[16]

첫 번째로는 가장 중요한 특성 중 하나인 진행성 인지기능 저하(cognitive decline)입니다. 소설 속 돈키호테는 한적한 시골에서 유유자적한 삶을 즐기던 도중, 갑자기 정상적이고 평온한 생활을 뒤로하고 세상의 악을 물리치러 모험을 떠나겠다고 결심합니다. 이것부터가 굉장히 판단력이 저하된 모습이라 할 수 있습니다. 하지만 그 외에도 기사로 보기에 상당히 허름한 행색을 갖추고도 이상함을 못 느끼고, 상인들이나 동네 소년에게 쓸데없는 일장 연설을 하고, 동네 농부의 딸을 공주라 여기는 등 인지기능이 정상이라면 하기 힘든 행동을 지속해서 보입니다.

두 번째로는 인지기능의 동요가 관찰된다는 점입니다. 소설 속에서야 전반적으로 이상행동을 많이 보이는 돈키호테이지만, 중간중간 그가 말하는 대사들은 굉장히 잘 정리되고 훌륭한 내용들(명언에 가까운)로 채워져 있고, 가정부나 조카, 그리고 친구들이 돈키호테가 정상적인 사고가 가능하다고 느끼는 순간들에 대한 묘사가 들어 있기도 합니다.

세 번째로는 굉장히 뚜렷하고 반복적인 시각적 환각(visual hallu-cination)에 시달리는 것입니다. 이 환각은 소설의 가장 유명한 부분 중 하나인 풍차를 거인으로 착각하고 돌진하는 장면에서 아주 분명하게 드러납니다.

산초가 풍차를 어찌 거인으로 착각하느냐고 성토해보지만, 돈키호테는 마법사가 풍차를 거인으로 변신시켰다고 이야기하며 기어이 돌진합니다. 물론 결론은 풍차에 부딪혀 처참하게 나가떨어지는 것으로 마무리됩니다.

이 외에도 돈키호테는 이발사가 뒤집어쓴 놋대야를 황금투구로 착각하고는 칼을 휘두르며 투구를 내놓으라고 한다거나, 잠을 자다 깨서는 포도주 자루를 베어버리고 거인의 목을 잘랐다고 외치기도 합니다. 그리고 네 명의 목동이 끄는 양 떼를 수만의 군사로 보고 양 떼를 학살하기도 하는 기행을 보여, 환시와 착시가 심각하게 나타나는 것을 관찰할 수 있습니다.

네 번째로는 렘수면행동장애(REM sleep behavioral disorders)가 의심되는 장면이 나옵니다. 소설을 보면 돈키호테는 자는 것처럼 눈을 감고 있으면서, 검을 들고 휘두르며 거인과 싸우는 행동을 보인다는 묘사가 나오

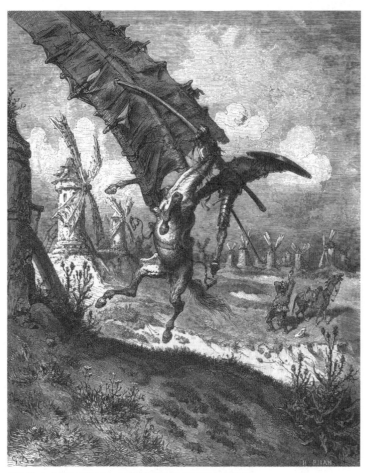
그림 10-2 〈풍차로 돌진하는 돈키호테〉(1863), 구스타브 도레 작품

는데, 꿈을 꾸는 렘수면 중에 꿈의 내용을 실제 행동으로 옮겨서 싸우거나 도망치는 동작들을 보이는 경우(dream-enactment behavior)에는 렘수면행동장애를 의심할 수 있습니다. 루이소체치매 환자의 경우 40퍼센트 정도에서 렘수면행동장애를 보일 수 있다고 알려져 있기 때문에,[17] 이 역시 돈키호테의 루이소체치매 진단 가능성을 높여주는 부분이라고 생각할 수 있습니다.

물론 루이소체치매의 진단과 맞지 않는 부분도 있기에(파킨슨증을 의심할 만한 느린 행동이나 경축, 떨림에 대한 묘사도 없고 소설의 막바지에는 너무 정상적인 모습을 보이기도 합니다. 물론 이 역시 루이소체치매 자체의 증상 변동일 가능성도 있습니다), 돈키호테 이야기를 루이소체치매 환자의 기록으로 치부할 수는 없습니다. 그러나 풍자적으로 표현된 돈키호테의 기행들이 현대 의학의 눈으로 볼 때는 해석의 여지가 충분합니다.

치매는 인간 뇌신경의 퇴행성 변화에 의한 것이지만, 돈키호테의 기행은 뇌신경의 퇴행뿐만 아니라 시대 변화로부터의 퇴행이 동반되어 나타나는 것이기에 더 씁쓸하고 안타깝게 느껴집니다. 모든 사람은 필연적으로 늙어가고 시대에 뒤처질 수밖에 없으니까요.

◆ 11

은으로 만든 팔

켈트 신화는 아시다시피 켈트족에서 전승되는 신비한 이야기입니다.
원래는 갈리아족이 살던 서유럽 전반에 퍼져 있던 설화들의 묶음이었
을 것으로 추정되나, 현대에는 켈트족이 살아남은 지역인 아일랜드, 스
코틀랜드, 웨일스와 콘월 지방 등에서 전해 내려오는 이야기들이 주축
을 이루고 있습니다.

켈트 신화의 특징은 그리스로마 신화나 게르만 신화, 혹은 여러 유
일신교 신화들과 다르게, 신들의 존재가 인간과 큰 차이가 없다는 것입
니다. 보통 우리가 종교나 신화에서 흔히 접하는 신적 존재는 그 능력
이 인간의 수준을 아득히 초월하며, 보통은 불로불사이고, 세상의 시작
과 끝을 모두 지켜보는 정도의 기나긴 시간과 저승과 이승(지상과 천상, 지
하, 해저, 우주 등) 등 다양한 차원의 공간을 넘나드는 것으로 묘사됩니다.

그러나 켈트 신화를 처음 읽어보면 신이라 불리는 존재들이 우리가

기대하는 신의 모습과는 너무나도 달라서 좀 당황스럽기도 합니다. 그리스로마 신화로 치면, 영웅이나 요정(님프) 정도의 능력을 지닌 존재들이 신으로 불리기 때문이죠. 켈트 신화의 신들은 다치기도 하고 죽기도 하며, 생각보다 허무하게 권좌를 잃고 신화의 무대에서 퇴장하기도 합니다.

너무나 인간적인 신

켈트 신화, 그중에서도 가장 유명한 '아일랜드 신화'의 내용을 살펴보면, 이건 신화라기보다는 아일랜드라고 하는 땅에 들어오게 된 여러 도래 민족들의 전설에 약간의 신화적 상상을 덧붙인 이야기라는 생각이 듭니다.

아일랜드(에린) 신화 속 도래 민족들에 대한 내용을 보면, 카사르—파르홀론—네메드—피르 볼그—투어허 데 다넌—밀레시안의 순서대로 지배 민족이 바뀝니다. 이 중에서 가장 유명한 지배 민족이 바로 투어허 데 다넌(Tuatha dé Danann, 다누의 일족이란 뜻)인데, 아일랜드 신화의 중심적인 내용이자 현대의 다양한 켈트 신화 기반 판타지 작품(소설, 만화, 게임 등등)에서 자주 다뤄지곤 합니다.

투어허 데 다넌은 결국엔 밀레시안이라는 일족에게 밀려나고, 이렇게 아일랜드의 지배권을 상실하게 된 후에 서쪽의 낙원 같은 섬으로 떠났다고 전합니다. 그곳은 바로 티르 나 노그(Tír na nóg)입니다. 이 장소의 이름 역시 판타지 작품 속에서 종종 언급이 됩니다. 일부 낙원으로 떠나기를 거부한 투어허 데 다넌들은 시(Sidhe)라고 불리는 봉분(무덤, 고분) 아래의 지하 세계로 들어가 살며, 에스시(이스시, aos sí)라고 불리는 (몸의 크기가 매우 작은) 요정기사가 되어 살고 있다는 전설도 있습니다.

투어허 데 다넌이 아일랜드를 지배하는 동안 네 명의 위대한 왕들이 군림하며 다스렸다고 전합니다. 그중 첫 번째 왕이자 여기서 다룰 이야기의 주인공은 바로 누아다 혹은 누아다 아르게틀람(Nuada Airgetlám: 은(銀) 팔의 누아다)입니다.

투어허 데 다넌의 이야기는 주로 이전 세대의 지배민족인 피르 볼그와의 전투, 그리고 바다에서 온 거인형 괴물로 묘사되는 포모르(혹은 포보르)들과 싸우는 내용으로 이루어져 있는데, 누아다는 초대 왕답게 피르 볼그 및 포보르와 치열한 전투를 벌입니다.

누아다는 모이투라라는 평원에서 두 번의 커다란 전투를 치르는데요, 그중 첫 번째 전투인 피르 볼그와의 싸움에서 오른팔을 잃고 맙니다. 전투를 승리로 이끌었지만, 한쪽 팔을 잃은 누아다는 왕위에서 내려와야 했습니다. 켈트족 전통에서는 신체적으로 결함이 있는 자는 왕이 될 수 없었기 때문입니다. 아마도 왕이 전사로서의 능력을 갖추는 것을 중요시하던 문화였기 때문에 그랬던 것 아닌가 싶습니다.

어쨌든 이 부분에서 상당히 신화다운 일이 벌어집니다. 바로 의술의 신인 디안케트(Diancecht)가 누아다의 팔을 고쳐주기 위해 은(銀)으로 의수(義手)를 만들어 달아준 것이었죠. 누아다가 '은 팔의 누아다'라는 별

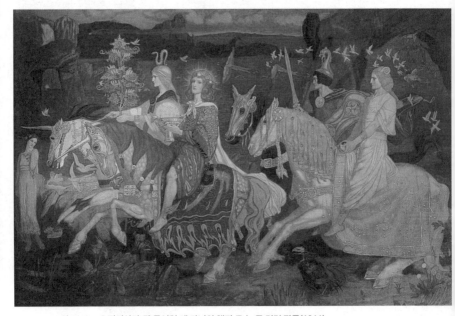

그림 11-1 요정기사가 된 투어허 데 다넌의 행진 모습. 존 던컨 작품(1911)

칭을 얻게 되는 이유가 바로 이것입니다. 이 이야기가 의사로서 좀 흥미로웠던 것은 상당히 현실적인 내용과 신화적인 상상력이 결합되어 있기 때문입니다. 누아다가 가졌을 은으로 만든 팔을 상상해보면, 마블 영화의 윈터 솔져가 지닌 금속의수와 비슷한 느낌이 아니었을까 하는 생각이 듭니다.

디안케트는 왜 은으로 팔을 만들었을까

현대 의학이 발달하기 전에는 검에 의해 팔다리가 잘리거나 복합골절이 발생했을 경우(실제 전투에서 사용하던 검들이 생각보다 날이 무뎠다는 점을 생각할 때, 잘리지는 않고 뼈가 부서지는 형태의 부상을 입는 경우가 더 많았을 것입니다), 부상당한 곳을 다시 접합하거나 수술적 치료로 회복하기 어려운 상태에서 부상 부위가 썩어 들어가는 것을 방지하기 위해 그냥 절단하는 경우가 많았다고 합니다. 이 과정에서 쇼크, 과다 출혈, 혹은 상처 감염에 의한 패혈증 등으로 사망하는 경우도 흔했습니다.

아마 신이라고 불리지만 인간에 가까운 존재인 누아다 역시 검에 의해 오른팔에 부상을 입자 결국 팔을 질단하는 처치를 받았을 가능성이 높습니다. 그리고 고대의 의술 수준을 생각하면 그대로 사망할 수도 있는 부상이었지만, 나름 위대한 신화적 존재이기에 큰 부상으로 인한 고비를 이기고 살아남았으며, 또 다른 신화적 존재인 디안케트의 신묘한 의술(이라기보다는 마술에 가까워 보이지만)의 힘으로 '은으로 만든 의수'를 갖게 된 것입니다.

현대 의학으로도 아직까지는 완벽하게 자기의 원래 수족처럼 기능하는 의수를 만들어내지는 못합니다만, 이 이야기는 신화이기에 은이라는 금속으로 누아다의 잃어버린 오른팔을 대신할 의수를 만들어낸 것입니다.

여기서 주목할 만한 점은 은을 사용했다는 것인데, 우선 은이라는 금속 자체가 워낙 고대부터 귀중하게 여겨지고, 여러 가지 모양으로 가공이 쉬운 편이라 고귀한 존재인 신들의 왕에게 사용되기에 적절하다고 생각한 것 같습니다.

은은 또한 귀한 금속으로서의 가치와 가공의 편리성 외에 의학적으로도 상당히 유의미한 이점이 있습니다. 바로 은이 가지고 있는 높은 항균 효과와 낮은 독성입니다.[18]

은 혹은 은화합물은 은이온($Ag(+)$)을 방출하는데, 이 은이온이 박테리아나 곰팡이의 세포막에 작용하여 항균효과를 일으킵니다. 이런 이유로 은은 물의 정화, 상처 치료, 뼈 보철물, 재건 정형외과 수술, 심장 장치, 카데터 및 수술 기구 등에 많이 활용되었습니다.[19] 특히 뼈 보철물로 은을 코팅한 재료를 사용할 경우, 초기 감염 발생률도 낮아지고, 보철 자체의 5년 생존율이 증가하며, 이식 수술을 받은 환자에게 덜 공격적인 항염증치료를 시행할 수 있다는 연구 결과도 있습니다.[20]

고대 사람들이 은의 효용성에 대해 현대와 같은 정도로 알지는 못했겠지만, 디안케트가 은으로 누아다의 의수를 만들어낸 것은 현대 의학의 관점으로 봐도 굉장히 합리적이고 훌륭한 선택이라고 결론을 내릴 수 있겠습니다.

그런데 청출어람이라는 말이 어울리게도, 디안케트의 아들인 미아흐(Miach)는 누아다에 대해 더욱 놀라운 치료 방법을 제시합니다. 미아흐가 누아다의 은으로 만들어진 의수를 피와 살로 이루어진 온전한 팔로 교체해주는 것이지요. 전승에 따라서는 누아다의 잘린 팔에 남아있는 뼈를 가지고 원래 팔을 복원해냈다고도 합니다. 사라졌던 팔이 온전한 팔이 될 정도면 거의 SF 영화 속에 나오는 미래 의학기술처럼 느껴지는데, 현재의 기술 수준에서 이에 가장 근접한 예를 들자면 오가노이드(organoid)가 있겠습니다.

오가노이드란 인체에서 추출한 성체줄기세포, 배아줄기세포, 혹은 유도만능줄기세포(induced pluripotent stem cell) 등으로부터 자가 재생 및 자가 조직화를 통해 형성된 3차원 세포집합체를 뜻합니다.[21] 현재까지는 체외 장기유사체 형성을 통한 질병모델 등 연구 목적으로 활용되고 있으나 만약 오가노이드 기술이 극한까지 발전한다면 인간은 자기가 필요한 장기나 신체부위까지 만들어낼 수 있을지도 모릅니다.

미아흐는 누아다의 팔을 만든 것뿐만 아니라, 누아다의 외눈 문지기를 위해 고양이의 눈을 이식해주었다는 이야기도 전합니다. 현대 의학으로 보면 일종의 이종 장기이식도 성공했던 셈인데요, 여러 가지로 아버지인 디안케트보다 한 수 위의 의술을 지녔던 것으로 보입니다.

그러나 이 이야기는 누아다의 팔이 완전히 회복된 것으로 마냥 훈훈

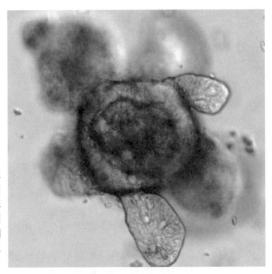

그림 11-2 LGR5 줄기세포를 이용해 만들어진 소장 상피 유사장기. 현재의 오가노이드 기술은 아직까지는 이러한 식으로 장기유사체를 만들어내는 정도로 활용되고 있습니다.
ⓒ Meritxell Huch

하게 끝나지 않습니다. 아들의 뛰어난 능력을 시샘했던 디안케트는 결국 미아흐를 칼로 공격해 죽이고 맙니다. 이 과정에서도 잔인하지만 굉장히 의학적인 이야기가 나옵니다.

디안케트는 칼로 미아흐의 머리를 네 번이나 공격하는데, 첫 번째 공격으로 피부만 상하게 했더니 미아흐가 순식간에 상처를 고쳐버립니다. 두 번째 공격에서는 두개골을 손상시켰으나 그 역시 금방 고쳐버렸고, 세 번째 공격으로 뇌의 일부분을 살짝 손상시켰으나 그 역시 회복해버립니다. 그러나 마지막으로 디안케트가 미아흐의 뇌를 반으로 갈라버릴 정도로 공격하자 더 이상 회복하지 못하고 죽게 됩니다.

현대 의학적으로 봐도 피부, 두개골, 작은 부위의 뇌손상(숨뇌 등이 아닌 이상)까지는 환자가 사망에 이르지 않고 회복이 가능하지만, 뇌가 반으로 쪼개질 정도의 손상은 회생이 불가능합니다. 고대 사람들도 머리를 다치는 정도에 따라 사람들의 생사나 회복 정도가 달라지는 것을 관찰한 바가 있었기에 이런 식으로 신화에 이야기를 넣은 것 아닐까 싶습니다.

고대에 이와 같은 신화를 상상하며 만들었던 켈트 사람들이 현대의 풍요로운 삶의 모습과 발달된 의학 기술들을 보게 된다면, 이곳이 자신들이 이상향이라 믿었던 티어 나 노그이며 현대 의학 기술을 다루는 데 익숙한 우리를 투어허 데 다넌이라고 생각할지도 모르겠습니다.

물론 아직은 우리가 은으로 팔을 만들거나 사라진 팔을 원래대로 복원하진 못하고 있으니 자신들이 믿던 신화 속 신보다는 한 수 아래라고 코웃음 칠지도 모르겠습니다.

12

피리 부는 사나이는 왜 녹색옷을 입었나?

그림 형제가 쓴 동화 중에는 어린이들에게 들려주기엔 무섭고 잔인한 내용이 들어가 있는 것들이 많은 편입니다. 물론 그렇다 할지라도 이야기를 통해 다양한 교훈을 전달해주기 때문에 어른이 되어서도 한 번쯤은 다시 읽어볼 만하다고 생각합니다.

어른이 되어서 읽어보면 좀 더 깊게 곱씹게 되는 그림 형제의 동화 중 하나는 바로 〈피리 부는 사나이(The Pied Piper of Hamelin)〉입니다. 이 동화의 영어 제목은 '하멜린의 얼룩 옷을 입은 피리 부는 사나이'이고, 독일어 원제목은 Rattenfänger von Hameln로 '하멜른의 쥐잡이'라는 뜻입니다. 제목에서 알 수 있듯이, 하멜른이라는 도시에 얼룩무늬 옷을 입고 나타나 피리를 연주해 도시 안에 들끓던 쥐를 잡은 신비한 사나이가 이야기의 주인공입니다.

원래는 독일 하멜른 지역에서 내려오던 민간 설화를 그림 형제가 동

이상한 나라의 모자장수는 왜 미쳤을까 **186**

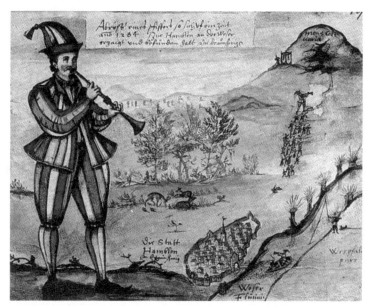

그림 12-1 그림 속에서 피리 부는 사나이는 여러 색상의 천으로 만든 얼룩 옷을 입고 있습니다.
아우구스틴 폰 뫼르스페르크 작품(1592)

화로 만든 것이라고 하는데요, 1284년 130명의 아이들이 마을에서 사라진 일이 있어서(원인은 아직까지도 정확히 알려지지 않았습니다) 그 사건을 바탕으로 이야기가 만들어진 것이라는 이야기도 있습니다.

이 동화의 내용은 워낙 잘 알려져 있지만, 다시 한 번 짧게 정리해보겠습니다.

하멜른이라는 도시에 쥐가 엄청나게 들끓어 주민들이 골머리를 앓고 있었습니다. 도시에 쥐가 들끓으면 곡식 등을 훔쳐 먹기도 하고 여러 종류의 병균을 옮길 수 있어 큰 문제가 될 수 있는데, 이 도시의 쥐는 그 수가 너무 많아 고양이들을 쫓아낼 정도였습니다. 그리하여 하멜른 시장은 '쥐를 없애 주는 사람에게 큰 상금을 주겠다'고 공표했고, 그 말을 들은 여행자가 자기가 그 문제를 해결해주겠다고 나섭니다. 그는 여러 색깔의 천으로 만든 옷을 입고 피리를 연주하는 악사였는데, 피리에 마법과 같은 힘이 있었는지 그가 피리를 불자 마을의 쥐들이 모두 몰려나와 뒤를 따랐습니다. 피리 부는 사나이는 쥐들을 이끌고 도시 근처에 있는 강으로 가서 모조리 물에 빠뜨려 죽였습니다. 순식간에 마을의 골칫거리가 해결된 것이죠.

하지만 사람 마음이 간사한 것인지라, 시장은 많은 상금을 주겠다는 약속을 어겼을 뿐만 아니라, '당신이 돈을 뺏기 위해 쥐를 데려왔던 것 아니냐!'는 식으로 피리 부는 사나이를 비난하기까지 했습니다. 정당한 대가를 받지도 못하고 억울한 누명까지 쓰게 된 피리 부는 사나이는 다시 돌아와 복수할 것을 맹세하며 마을을 떠났습니다.

얼마 후, 피리 부는 사나이는 사냥꾼처럼 보이는 녹색 옷을 입고 나타나 다시 피리를 연주했고, 그 소리에 홀린 아이들이 모두 그를 따라 나섰습니다(판본에 따라서는 어른들은 성인 축일 행사 때문에 모두 교회에 가 있었다고 합니다). 그렇게 마을의 아이들이 모두 홀연히 사라져버린 것이죠. 마을에 남은 아이는 오직 세 명뿐으로, 다리가 불편하여 빨리 걷지 못하는 아이, 귀가 들리지 않는 아이, 그리고 눈이 보이지 않던 아이였습니다.

아이들이 사라진 것을 알게 된 어른들은 절망하고 후회했지만, 다시는 피리 부는 사나이와 아이들을 찾아낼 수 없었습니다. 영구미제의 대규모 실종 사건이 벌어지고 만 것이죠.

쥐와 어린이만 듣는 피리소리

이 이야기는 어린이 실종 사건이라는 섬뜩한 사건을 통해, 과한 욕심을 부리고 약속을 지키지 않는 자에게 큰 대가가 따를 것이라는 교훈을 알려주고 있습니다. 시장을 포함한 마을 어른들이 피리 부는 사나이에게 정당한 보상을 주었다면 쥐가 사라진 마을에서 행복하게 살 수 있었을 텐데, 돈 욕심에 눈이 멀어 가장 소중한 아이들을 잃어버린 것이죠.

이 동화는 권선징악의 교훈을 주는 이야기로 읽어도 매우 재미있지만, 의학적으로 접근해도 상당히 흥미로운 해석이 가능합니다. 과연 쥐와 아이들을 홀린 마법의 피리 소리가 무엇인가 하는 궁금증이 생겨나기 때문입니다.

동화라는 점을 고려하면 쥐와 아이들만 따라가는 신비한 피리 연주는 피리 부는 사나이가 마법 피리를 가지고 연주 혹은 마법적인 최면 효과가 있는 음악을 연주했다는 것이 가장 그럴듯한 설명이 될 것입니다. 신비한 능력을 가진 악기, 그리고 그 악기가 내는 소리의 힘에 관한 이야기는 오페라 〈마술피리〉나 신라의 '만파식적' 전설 속에도 등장하니까요.

그러나 이야기에서 정확히 어떤 종류의 음악(특별히 아름다운 음악 혹은 신비하거나 기묘한 음악)이 들려왔다는 묘사가 없다는 점, 연주에 따라 쥐와 어린이들이라고 하는 특정한 집단만이 반응했다는 점에서 조금은 다른 설명이 가능할 것이라는 생각이 들었습니다. 바로 연주 대상에 따라 주파수가 다른 소리를 이용했을 가능성입니다.

소리의 높낮이를 결정하는 것은 진동수(frequency)인데, 진동수가 낮을수록 저음역이고 진동수가 높을수록 고음역이 됩니다. 사람은 보통 20~20,000헤르츠(헤르츠는 진동의 단위로 1초에 몇 번의 진동이 발생하는지를 나타냅니다)의 영역의 소리를 들을 수 있습니다. 그러나 나이가 들수록 외부 소음 노출에 의한 손상 축적, 속귀에 있는 감각 수용체의 감소 등으로 청각 신경 기능이 퇴화하면서 높은 진동수의 소리부터 잘 못 듣게 되는 경향이 발생합니다. 그리하여 노인성 난청의 경우에, '스, 즈, 츠, 프, 흐'와 같은 고음역대의 소리부터 안 들린다고 호소하는 것이지요.

어린이들은 20,000~30,000헤르츠까지의 고음역 소리도 들을 수 있지만, 성인은 보통 45세가 넘어가면 13,000헤르츠 이상의 소리를 잘 들을 수 없다고 알려져 있습니다. 아울러 동화에 등장하는 쥐의 경우에는 40,000헤르츠 영역까지의 소리도 들을 수 있다고 합니다.

신기하게도 동화에 등장하는 어른·어린이·쥐라고 하는 세 집단이 들을 수 있는 소리 주파수의 영역이 다 다릅니다.

그렇다면, 피리 부는 사나이가 맨 처음에는 쥐들만 들을 수 있는 고음역의 소리를 만들어서 쥐 떼들을 마을에서 불러내어 강으로 유도했고, 그다음에는 어린이들만 들을 수 있는 주파수의 소리를 만들어서 마을에서 데리고 갔을 가능성도 고려할 수 있지 않을까요?

실제로 현대에는 특정 동물만이 들을 수 있는 주파수의 소리를 이용해 야생동물이나 해충을 퇴치하는 기계를 만들기도 합니다.

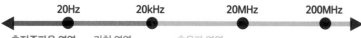

20Hz	20kHz	20MHz	200MHz

초저주파음 영역   가청 영역   초음파 영역

그림 12-2 인간이 들을 수 있는 가청 주파수는 보통 20~20,000헤르츠 사이입니다. 초음파의 경우는 우리가 들을 수 없고 의학적으로 진단 기구를 만드는 데 활용하기도 합니다.

물론 여기서 과연 옛날이야기 속 피리 부는 사나이가 쥐나 어린아이만 들을 수 있을 정도로 높은 주파수의 소리를 만들어낼 수 있을지에 대한 의문이 생겨납니다. 음역대가 높은 편인 피콜로와 같은 관악기도 기껏해야 3000~4000헤르츠 주파수 영역의 소리를 만드는 것이 한계이기 때문입니다.

소리굽쇠의 원리를 생각해보면, 아주 빠른 진동을 일으켜 초음파 영역의 소리를 만드는 것이 불가능하진 않으며, 실제 전자 회로 안에 들어가는 수정발진기의 경우에는 30,000헤르츠가 넘는 빠른 진동이 가능하다고 합니다. 그러나 이건 어디까지나 현대 과학의 영역이니 피리 부는 사나이가 아주 높은 주파수의 소리를 만들 수 있는 신비의 악기를 지니고 있었다면, 그것이야말로 동화 속 마법의 영역이 될 것입니다.

왜 녹색 옷을 입었나?

피리 부는 사나이가 만든 소리 외에도 그가 입고 있던 의상의 색도 의학적으로 접근해 볼 수 있습니다. 그는 처음에는 다양한 색상이 들어간 옷을 입고 도시로 찾아왔다가, 어린아이들을 데려가기 위해 다시 돌아왔을 때는 녹색 천으로 된 옷을 입고 왔다고 묘사합니다.

이 부분도 흥미로웠습니다. 소리에 주파수가 있듯이 색에는 파장이 있는데, 색상에 따라 서로 다른 파장을 지니고 있습니다. 보통 인간의 눈은 400~700nm 영역의 가시광선을 볼 수 있으며, 가시광선보다 짧은 파장은 자외선, 긴 파장은 적외선이라고 부릅니다. 무지개를 떠올리면 이해하기 쉬운데, 빨간색은 장파장이고 보라색이 단파장입니다. 그리고 사람의 눈, 그중에서 망막에 있는 원추세포가 이러한 빛의 파장을 감지하여 색상을 구분하는 역할을 담당합니다.

그런데 이러한 시각 기능 역시 나이가 들수록 퇴행하기 때문에 색상을 구분하는 예민도도 점차 감소합니다. 특히 '단파장'의 색상인 파란색에 대한 예민도가 먼저 떨어지는 경향을 보여, 노인들은 붉은색을 좀더 선명하게 느낍니다.

이와 반대로 어린이들은 노인과 비교하면 파란색에 가까운 단파장을 선명하게 볼 수 있죠. 만약 피리 부는 사나이가 푸르게 보일 정도로 진한 녹색 천으로 만든 옷을 입고 나타났다면, 어른들보다는 어린이들 눈에 더 또렷하게 보였을 것입니다.

이렇게 생각하면 피리 부는 사나이가 녹색 의상을 입고 나타난 의도가 매우 의미심장하게 느껴집니다. 녹색은 전통적으로 희망이나 자연, 재생을 의미하기도 하고, 또 진한 녹색은 탐욕이나 복수를 상징한다고도 알려져 있습니다. 색상 속에 숨겨진 의미를 생각해보면, 피리 부는 사나이가 하멜른의 욕심 많은 어른들을 벌한다는 의미로 녹색 옷을 입고 왔을 가능성도 있지만, 아이들을 끌어내기 위해 아이들의 눈에 잘 띌 수 있는 색의 옷을 입고 왔던 것은 아닐까요? 아이들만 들을 수 있는 소리를 내며, 아이들에게 좀 더 잘 보이는 녹색 옷을 입고 나타나 어른들에게 가장 잔혹한 복수가 무엇인지 알려준 피리 부는 사나이….

이렇게 해석하면 이 이야기는 진정 어른들을 위한 동화일 수도 있겠다는 생각이 듭니다.

◆ 13

돌이킬 수 없는 비극

애거서 크리스티는 20세기 초부터 (1923년 작품인 『스타일스 저택의 괴사건』으로) 작가 생활을 시작해 한 세기가 지난 지금까지도 추리소설계의 전설로 추앙받고 있는 작가입니다. 생전에 수많은 작품을 썼고, 전 세계적으로 20억 부라는 판매량을 기록하고 있는 애거서 크리스티는 현대의 추리소설에 사용되는 다양한 기법이나 클리셰의 원조이기도 합니다.

그녀의 소설은 사건의 전말을 추리해가는 재미 자체도 뛰어나지만, 살인 사건이 벌어지게 된 원인(욕망이나 분노, 원한 등등)이나 이 사건에 휘말린 사람들의 심리 변화도 세심하게 잘 묘사해 작품에 대한 몰입감을 극대화합니다. 저도 십대 때부터 애거서 크리스티의 수많은 추리소설을 즐겨 읽었으며, 작품을 토대로 만든 드라마나 영화들도 즐겨보았습니다. 최근에도 영화로 다시 만들어졌는데, 역시 영화에서도 그녀 작품 특유의 매력을 느낄 수 있었습니다.

샬롯의 아가씨와 『깨어진 거울』

애거서 크리스티의 추리소설들은 모두 나름의 매력이 있습니다만, 특히 대표적인 두 탐정인 에르퀼 푸아로와 미스 마플 중에서 작품에 누가 등장하느냐에 따라서도 좀 더 전문적인 범죄물과 일상 추리물의 서로 다른 매력을 느낄 수 있습니다.

여기서 다루려는 작품은 미스 마플이 탐정으로 등장하는 소설로, 의사가 된 후에 다시 읽었을 때 내용이 가장 안타깝게 느껴졌던 『깨어진 거울』입니다. 이 소설은 제목부터 무언가 크나큰 비극이 일어날 것을 암시하고 있는데, 소설을 좀 더 재밌게 감상하기 위해서는 우선 이 제목의 기원이 무엇인지 알아볼 필요가 있습니다.

『깨어진 거울』의 원제인 The Mirror Crack'd from Side to Side(거울이 양쪽으로 깨졌다)라는 문장은 빅토리아 시대의 유명한 작가인 알프레드 테니슨(Alfred Tennyson)의 시 〈샬롯의 아가씨〉에 등장하는 구절입니다.

이 시는 아서왕 이야기를 모티프 삼아서, 가장 유명한 원탁의 기사 중 하나인 랜슬롯을 짝사랑하게 된 여인을 주인공으로 합니다. 샬롯의 아가씨는 빼어난 아름다움으로 인해 저주를 받아 평생 카멜롯(아서왕이 다스리던 곳입니다) 근처의 탑에 갇혀서 살아야 하는 운명이었습니다.

그녀는 절대 탑의 바깥세상을 직접 볼 수 없었고(밖을 보는 순간 저주가 실현되어 죽음에 이릅니다), 대신 마법의 거울을 통해 세상을 감상하며 그 풍경들을 묘사하는 아름다운 태피스트리를 만들면서 살아갔습니다.

그러던 어느 날 거울 속에서 너무도 잘생기고 늠름한 모습의 랜슬롯을 보게 된 샬롯의 아가씨는 그만 사랑에 빠져 창문 밖을 직접 내려다보고 말았습니다. 그리고 그녀가 창문 밖을 보자마자 마법의 거울은 깨졌으며(The Mirror Crack'd from Side to Side), 샬롯의 아가씨는 깨진 거울을 보며 자신에게 죽음의 저주가 내렸음을 깨닫게 됩니다.

하지만 어차피 죽음을 피할 수 없다는 생각이 들자, 마지막으로 자신의 마음을 랜슬롯에게 전하기 위해 자신이 짠 태피스트리를 들고 구슬픈 노래를 부르며 사공도 없는 배에 올라타 카멜롯을 향해 흘러갔습니다.

샬롯의 아가씨는 카멜롯에 도착하기 전에 이미 숨이 끊어졌으나 그녀를 실은 배는 카멜롯에 도착하여, 카멜롯에 살던 모든 사람들이 그녀의 모습을 보게 되었습니다. 그녀가 누구인지 알 수 없었던 랜슬롯은 "참으로 아름다운 얼굴이구나, 하나님 그녀에게 은총을 내려주소서"라고 말하며 샬롯의 아가씨의 죽음을 애도하는 것으로 이 슬픈 시는 끝을 맺습니다.

이 시를 먼저 접하고 나서 소설 『깨어진 거울』을 읽으면, 범인의 윤곽을 조금 더 일찍 포착할 수 있기도 하지만, 범인이 범행을 결심하게 되는 심정이 샬롯의 아가씨가 마법 거울이 깨어지는 것을 보며 저주가 내렸음을 깨닫는 순간의 심리와 비슷하다는 느낌을 받을 수도 있습니다.

그림 13-1 〈샬롯의 아가씨〉(1888), 존 윌리엄 워터하우스 작품

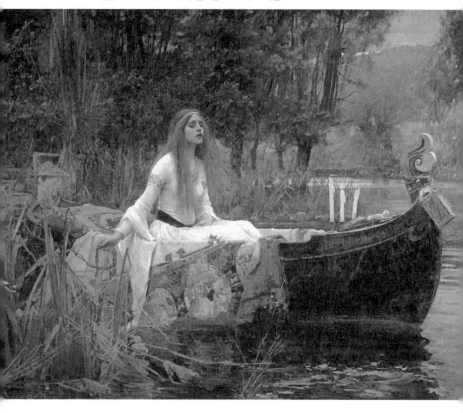

의문의 죽음

『깨어진 거울』은 미스 마플이 살고 있는 세인트 메리 미드 마을에 마리나 그레그라는 유명 여배우가 찾아오는 것으로 이야기가 시작됩니다. 이미 전성기는 지났다고 하나 왕년의 유명 배우인 마리나는 마을에 있는 저택 가싱턴 홀을 구매해 리모델링한 후 세인트 존 야전병원 후원 파티를 열기 위해 일반에게 개방합니다.

하지만 이 평화롭기만 한 마을에서, 지극히 좋은 의도를 가지고 열린 파티에서 갑자기 사망 사건이 발생합니다. 파티의 와중에 발작을 일으키며 사망한 헤더 베드콕은 오지랖 넓고 호들갑스러울지언정, 딱히 누군가에게 미움이나 원한을 살 만한 사람은 아니었습니다.

헤더의 시체를 조사해보니 칼모(calmo: 안정제 계통으로, 독성물질이기도 한 벨라도나 성분이 포함된 약)라는 약제를 기준치보다 6배 이상 복용한 상태였고, 그 약은 헤더가 마셨던 칵테일 잔에 들어 있던 것으로 밝혀졌습니다. 게다가 알고 보니 원래 그 칵테일은 배우이자 파티의 호스트였던 마리나가 마셨어야 할 음료였습니다.

이 부분까지 읽은 독자의 입장에서 보면 '마리나를 노렸던 살인의 마수가 어이없게 무고한 헤더에게 잘못 뻗친 것인가? 그럼 마리나는 무슨 원한을 살 일이 있었던 것일까?' 하는 의문이 생길 것입니다.

하지만 우리의 탐정 미스 마플은 여러 가지 정황들을 조사하고 정보를 수집한 끝에 아무도 상상 못 했던 사건의 진실에 접근합니다. 이 사

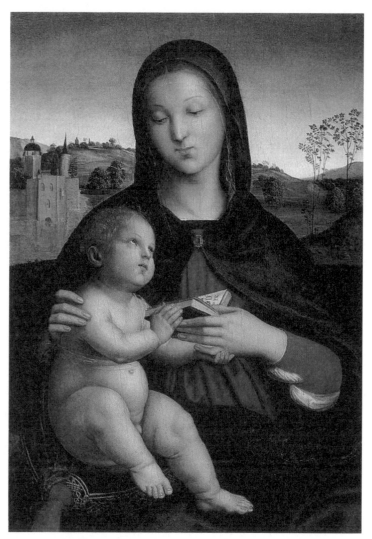

그림 13-2 〈성모와 아기 예수〉(1506). 산치오 라파엘로 작품

건의 진실에 다가가는 과정에서 헤더와 이야기를 나누던 마리나가 '저주가 닥쳐올 것을 깨달은 샬롯의 아가씨 같은 표정을 지었다'라는 밴트리 부인의 증언과 그런 표정을 짓던 마리나가 바라보았던 것이 '헤더의 등 뒤에 걸려 있던 성모 마리아와 아기 예수 그림'이었다는 사실이 나름 중요한 추리의 근거로 등장합니다.

결론적으로는 마리나가 헤더에게 가졌던 원한이 살인 사건의 원인이었는데, 그 원한이 생기게 된 까닭이 정말 안타깝기 그지없습니다.

헤더는 마리나의 팬으로 자기가 사는 마을에 온 마리나가 너무 반가운 나머지 파티에 한걸음에 달려와서는 그녀를 붙잡고 여러 가지 이야기를 나눕니다. 그렇게 이야기를 나누던 도중 자랑스럽게 마리나를 예전에 만난 적이 있다고 고백합니다. 그러나 이 고백은 마리나를 저주받은 샬롯의 아가씨와 같은 상태로 만들어버립니다. 헤더의 이야기는 다음과 같았습니다. 마리나가 버뮤다에 방문했을 때 자기도 그곳에서 일하던 중이었는데, "비록 풍진(rubella)에 걸린 상태였지만 당신을 너무나도 만나고 싶어서 결국 만나러 가서 인사를 나눴다"라는 자신의 커다란 팬심을 드러내는 이야기였죠.

그러나 이 이야기는 마리나에게 '자기의 인생이 망가지게 된 원인'을 알게 해주는 끔찍한 악몽일 뿐이었습니다. 헤더가 풍진에 걸린 채 마리나를 만났을 때, 마리나는 임신 초기였고 그때 결국 풍진에 감염되어 장애가 있는 아이를 낳고 말았기 때문입니다.

인생을 송두리째 고통 속으로 밀어 넣은 원흉이 자기 앞에 있음을 알게 된 마리나는 자신과 아이의 슬픔(혹은 자신의 크나큰 모성애)을 떠올리게 만드는 그림 〈성모와 아기 예수〉를 바라보고 결심을 굳힙니다. 자기에게 방금 들이닥친 저주, 즉 헤더에 대한 살의를 실행에 옮긴 것이죠. 그렇게 『깨어진 거울』의 살인 사건이 일어나게 됩니다.

선천성 풍진 증후군

이 이야기에 등장하는 풍진이라는 질환은 풍진 바이러스 감염에 의해 발생하는데요, MMR 백신(홍역·볼거리·풍진 백신)이라는 존재 덕분에 상당히 많은 분들, 특히 어린아이를 키워 보신 분들은 더욱 잘 알고 있을 것입니다. MMR 백신은 유아기와 6세 이전에 두 번의 접종을 받으며, 보통 이 접종을 잘 마치면 풍진에 대해 97퍼센트 이상의 예방 효과를 가진다고 알려져 있습니다.[22] 그리고 한 번 풍진에 걸렸던 사람이 재감염되는 경우는 드물다고 합니다.[23]

풍진은 주로 어린 나이에 걸리는 질환이고, 요즘에는 백신 덕분에 심하게 앓는 경우를 거의 볼 수 없습니다. 그러나 풍진이 아직도 조심해야만 하는 질환인 이유는 바로 임신 초기의 여성이 이 바이러스에 노출될 경우 아이를 유산하거나 선천성 풍진 증후군을 앓는 아이를 출산할 수 있기 때문입니다.

선천성 풍진 증후군은 아직도 매년 전 세계적으로 10만 명 이상 발생한다고 알려져 있으며, 주로 풍진에 걸린 환자의 기침을 통해 감염된다고 합니다.[24] 임신 초기의 여성이 풍진에 걸린 사람과 접촉하면, 태아가 백내장 등 안구 장애, 청각 장애, 심장 및 뇌 질환 등을 가진 채 태어날 수 있습니다.[25]

풍진은 몸에 특유의 발진이 일어나기 1주일 전후로 전염력이 있으며,[26] 이 기간의 환자와 접촉할 경우 풍진에 감염될 가능성이 높아집니다. 아마 소설 속의 헤더 역시 발진이 아직 발생하기 전후에(발진이 돋아 있었다면 사람들이 가까이 오지 못하게 했을 가능성이 높으니까요), 마리나를 만나서 인사를 나누었고, 당시 임신 초기여서 별로 임산부처럼 보이지 않았던 마리나였기에 헤더 자신이 위험한 행동을 했다고 인식하지 못했을 것입니다.

그렇게 세월이 지난 후 아무렇지 않게 아름다운 추억인양 둘의 만남에 대해 이야기를 한 것이었으나, 선천성 풍진 증후군을 가진 아이를 낳고 평생을 괴로워하던 마리나로서는 헤더에 대한 분노와 자신의 처지에 대한 절망감이 솟아났을 것입니다. 저 역시 이 소설을 처음 읽었을 때도 마리나의 비극에 가슴이 아팠지만, 의사가 되고 나서 읽었을 때는 '헤더가 그냥 자가격리를 했더라면, 혹은 풍진 백신이 좀 더 빨리 개발이 되었다면 이런 일은 없었을 텐데…' 하는 생각을 하면서 안타까움을 느꼈던 기억이 있습니다.

어떻게 보면 악의 없이 자기가 좋아하는 배우인 마리나에게 상처를 입힌 헤더나 피치 못할 감염으로 자신과 아이 모두 아픔을 겪어야 했던 마리나 이 둘은 아무런 죄 없이 탑 속에 갇혔다가 사랑으로 인해 저주를 받은 샬롯의 아가씨와 비슷한 처지였습니다.

풍진은 1969년에 바이러스 감염 예방 효과가 출중한 백신이 개발되고, 백신 접종이 전 세계적으로 5억 도즈 이상 실시되었을 정도로 집단 면역이 잘 형성되면서 선천성 풍진 증후군의 발생 위험성도 많이 줄어들었습니다. 소설이 발표되었던 1962년보다는 풍진에 대해서 더 안전한 세상이 된 것이죠.

하지만 아직 풍진이 근절된 것은 아닙니다. 또한 풍진 이외에 여러 가지 바이러스 질환들도 많으며, 다양한 종류의 바이러스 감염이 임산부나 기타 면역저하자에게 어떠한 영향을 주는지도 다 밝혀져 있지 않습니다. 아울러 정상면역을 지닌 사람들이 가볍게 지나가는 바이러스 질환이 임산부 및 면역저하자에게는 치명적인 증상을 일으킬 수도 있습니다. 특히 임산부의 경우에는 태아에 대한 악영향도 고려해야 하고 임신 상태라는 특수성으로 인해 충분하고 적절한 치료를 받지 못하는 경우도 많기 때문에 항상 감염에 대한 주의를 기울여야 합니다.

『깨어진 거울』은 1960년대에 나온 추리소설의 고전이지만, COVID-19 팬데믹의 시기를 견뎌온 우리에게는 단순한 추리소설 이상의 울림을 주는 것 같습니다. 건강한 내가 저지른 부주의가 면역이 저하된 사람들에게는 치명적인 결과를 일으킬 수도 있다는, 지극히 의학적인 교훈이 담겨 있는 이야기로도 해석이 가능하겠습니다.

14
하데스와 페르세포네 커플의
부부클리닉 상담 기록

2021년 가을, 브로드웨이에서 굉장히 핫한 뮤지컬이었던 〈하데스타운 (Hadestown)〉의 국내 초연(라이선스 한국어 공연)을 보았습니다. 국내 저명 배우들이 주요 배역에 포진해 있었고, 대극장 공연이었습니다. 사실 저는 뮤지컬 관람을 놀이공원 놀러가는 마음으로 가는 편이라 정말 뮤지컬을 열심히 보는 분들하고는 보는 바가 다르긴 합니다만, 그래도 그리스 로마 신화 덕후로서 매우 즐겁게 보았습니다.

극 자체가 '신화의 현대적인 재해석'이어서 그런지 몰라도, 옛날이야기에 섬세하게 살을 붙여 설명하는 느낌이 들어 감동한 부분들이 있었고, 의사의 관점으로 감상하니 진료처럼 보이는 부분(직업병인 듯합니다)도 있었습니다.

현대문명 그곳은 '하데스타운'

현대를 배경으로 재해석을 시도한 것이기에, 〈하데스타운〉에 나오는 무대 배경이나 등장인물의 의상, 소품 등에서 고대 그리스의 향기를 느낄 만한 요소는 거의 다 배제되었습니다.

얼핏 봐서는 스팀펑크 스타일이란 생각도 들었습니다. 특히 하데스 타운으로 가는 기차(증기기관이란 표현은 정확히 안 나왔지만, 기차가 움직이는 소리가 현대의 자기부상열차 스타일이 아닌 화석연료로 움직이던 고전 열차와 흡사했습니다)라든가, 끊임없이 일하는 광산 노동자들의 모습, 지상 세계의 사람들의 의상은 산업혁명 이후의 노동자들을 묘사한 것 같다는 느낌이 들었습니다.

페르세포네로 상징되는 자연의 생명력과 풍요를 하데스타운에 가두는 것은 일종의 산업화를 상징한다고 볼 수 있는데, 그 산업화의 굴레에 들어가는 자는 영원한 노동을 해야만 하고 들어가지 못한 자는 추위와 싸우며 굶주립니다.

또한 페르세포네가 지상에 나오는 시간이 짧아지면서 봄과 가을이 사라지고 여름과 겨울밖에 남지 않았다는 것은 환경오염으로 인한 기후 변화에 대한 은유일 수도 있지요.

'부를 지키기 위해 벽을 쌓는다!'는 하데스의 외침은 빈부격차 및 난민 수용 문제 등을 비판하는 것으로 보이기도 합니다. 아울러 극의 후반부에 하데스에 대항하는 오르페우스, 에우리디케 및 하데스타운 노동자들의 봉기는 현대문명의 어두운 부분에 대한 저항인 것처럼 생각되었습니다.

하지만 이런 현대적인 인권, 자연의 소중함, 자본주의의 폐해에 대한 고찰 등의 개념을 넣으려다 보니 극 자체의 흐름이 약간 부자연스러운 부분도 있었습니다.

하데스가 배고프고 힘든 에우리디케를 '작은 새(영어로는 little songbird)'라고 불러가며 유혹하고 은밀히 방으로 불러 계약서까지 쓰더니 결국은 광산에 일하라고 보내는 것을 보고 약간 갸우뚱했습니다. 뒷부분의 봉기를 위해 필요한 요소일지는 모르겠습니다. 하지만 개인적으로 하데스가 에우리디케에게 지하세계의 부귀영화(어른의 즐거움)를 안겨주고 타락시킬 것이라 생각했는데 갑자기 일터로 보내서 약간 당황스러웠던 기억이 납니다.

제 개인적인 생각으로는 이 부분에서 에우리디케가 타락했어야, 다시 지상으로 돌아갈 때 오르페우스가 에우리디케에 대한 의심과 고뇌에 빠지는 것이 좀 더 잘 설명되었을 것 같은데, 그러지 않아서 조금은 아쉬웠습니다. 여하튼 아주 건실한 자본가이자 페르세포네 바라기인 미스터 하데스였습니다.

짙은 그리스로마 신화의 향기

어쨌든 이 뮤지컬은 그리스 신화를 모티프로 하였기 때문에 내용 자체는 하데스와 페르세포네, 그리고 오르페우스와 에우리디케 이야기를 일독하고 가는 것이 좋을 만큼, 전체적인 스토리라인이 신화의 내용을 매우 충실하게 따라갑니다.

처음에 헤르메스(전령의 신으로 이승과 저승을 오갈 수 있습니다)가 '이것은 아주 오래된 이야기'라고 언급하며 굳이 자세한 설명을 하지 않는 것, 그리고 신도 거역할 수 없는 '정해진 삶과 죽음'을 상징하는 운명의 세 여신이 등장하는 것을 볼 때, 익히 알려진 대로 이야기가 전개될 것임을 알 수 있습니다. 이야기의 큰 줄기 이외에도 중간중간 그리스 신화 속 다양한 설정들을 살린 부분들도 꽤 많습니다.

첫째, 페르세포네가 지상에 돌아와야 따뜻한 계절이 시작된다는 것입니다. (직접적인 언급은 없지만, 자기 어머니 이야기를 하며 데메테르 여신이 페르세포네를 다시 만나서 세상에 다시 생명을 자라나게 해준다는 신화 내용을 슬쩍 흘립니다.)

둘째, 오르페우스는 뮤즈 여신의 아들이며 노래만으로도 봄을 가져오며 꽃을 피우는 능력이 있고, 하데스타운에 사는 모든 이들의 마음을 움직일 수 있는 능력의 소유자라는 점입니다(신화 속에서는 더 대단합니다).

셋째, 하데스타운으로 가는 기차의 탑승권이 동전이라는 점입니다. 버스 토큰 같은 개념일 수도 있지만, 고대 그리스에서는 죽은 자의 입에 동전을 넣어줘야 정당한 장례를 치른 것이라고 여겼습니다. 저승의 뱃사공 카론에게 지불할 뱃삯을 준비해주는 것이죠. 사실 하데스에게 동전을 받은 순간 '에우리디케는 물리적으로 사망했다'는 사실을 상징하는 것일 수도 있습니다.

넷째, 하데스타운에서 끊임없이 일하고 있는 광부들은 타르타로스

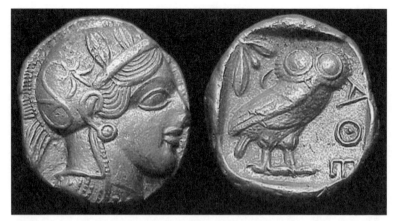

그림 14-1　고대 아테네의 화폐인 드라크마 동전. 실제 장례에는 이 은화의 6분의 1의 가치를 지닌 오보로스 동전이 사용되었습니다.

에 갇힌 죄인들을 상징한다고 볼 수 있습니다. 저승이라고 하면 지옥의 개념을 떠올리곤 하는데, 실제 저승에는 신화 속의 큰 죄인들을 가두고 영원의 형벌을 받게 하는 타르타로스와 끝없는 행복을 누리는 낙원인 엘리시온이 있습니다. 하데스타운에 암울한 느낌을 주기 위해 타르타로스의 이미지만 강조하고 끊임없이 일하는 인부들을 보여주긴 했지만, 그리스신화에서는 사실 천국 같은 곳도 포함하는 곳이 하데스가 다스리는 저승입니다. 미스터 하데스가 저승의 펜트하우스는 우리에게 공개하지 않은 셈이죠.

다섯째, 하데스타운의 열기는 플레게톤 강을 상징하는 것일지도 모릅니다. 앞에서 말했듯 저승 안에는 다양한 구역이 있고, 저승으로 향하기 위해 건너는 강도 다섯 개나 됩니다. 그중 하나인 플레게톤이 불의 강이며, 생전에 지은 미련이나 후회를 다 태우며 영혼을 정화하는 강이죠. 플레게톤과 타르타로스의 이미지를 하데스타운의 산업화로 인한 열기로 치환한 것 아닌가 싶습니다.

여섯째, 자기 자신을 잊어버리는 에우리디케. 한 명의 인부로서 일에만 매몰되다 보니 자기 이름도 생각나지 않는 상태가 되는 장면이 나오는데, 이는 일본 애니메이션인 〈센과 치히로의 행방불명〉에 나오는 모습과도 비슷합니다. 그리스 신화 속 저승의 강 중 하나가 바로 망각의 강 레테인데요, 아마도 저승으로 오면서 이 강을 건넜기에 생전의 기억을 다 잊는 것으로 표현한 것 같습니다.

일곱째, 오르페우스의 노래에 모두가 하던 일을 멈추고 집중하는 모습. 그리스 신화에는 오르페우스가 노래로 저승의 모두를 감동시키는 장면이 나오는데, 그리스 신화에서도 가장 극적이고 아름다운 순간이라고 볼 수 있습니다. 저승의 죄인들이 자신의 형벌을 멈추고 귀를 기울이며, 복수의 여신들도 죄인에게 채찍질하던 손을 내리고 눈물을 흘린다는 표현이 나올 정도니까요.

여덟째, 저승의 칠흑 같은 어둠 속을 걸어 이승으로 돌아가는 오르페우스와 에우리디케의 여정. 이 부분은 오르페우스와 에우리디케 이야기에서 가장 긴장되고 또 안타까운 부분이기도 합니다. 조건부 생환을 허락받은 에우리디케를 데리고 하데스타운을 떠나는 오르페우스의 외로운 발걸음이 신화보다 더 생생하게 표현되어서 좋았습니다. 어둠 속에서 의심에 사로잡힐 수밖에 없는 젊고 섬세한 영혼의 소유자 오르페우스의 고통이 잘 표현되었습니다. 에우리디케와 다시 헤어지는 순간을 표현하는 무대 장치도 적절했고요.

아홉째, 약간 과잉해석 같지만, 하늘을 잘 못 보고 늘 선글라스를 애용하는 하데스의 모습은 과거 사연을 빗댄 설정이 아닌가 싶었습니다. 하데스는 크로노스와 레아라는 티탄 신족 제왕 부부의 적장자로 태어났으나, 태어나자마자 바로 삼켜졌으며 크로노스의 뱃속에서 해방된 후에도 하늘의 권좌는 막냇동생인 제우스에게 넘겨줘야만 했던 비운의 신이기도 하니까요.

정신건강의학 클리닉에 방문한 부부의 상담기

여기까지 보면 그저 현대적으로 만든 오르페우스와 에우리디케의 비극(더하기 현실 사회 비판)이 아닌가 싶지만, 제가 볼 때는 조금 더 깊은 이야기가 있는 것 같았습니다.

그것은 바로 '하데스와 페르세포네의 사랑 이야기'입니다.

제가 의사여서 그런지는 몰라도 이 작품을 다 감상하고 나서 든 생각은 이 극은 '헤르메스와 운명의 여신들'이란 의사들이 운영하는 정신건강의학 클리닉에 방문한 부부의 상담기 같다는 것이었습니다.

이런저런 이유로 권태기에 빠진(하데스는 의처증, 페르세포네는 우울증) 중년의 부부가 와서 자신들의 상황을 의사(헤르메스)와 심리 상담사(운명의 여신들)에게 토로하고, 치료 과정으로 제안받은 방법은 서로의 입장을 바꾼 역할극을 진행해보는 것 아닌가 하는 생각입니다.

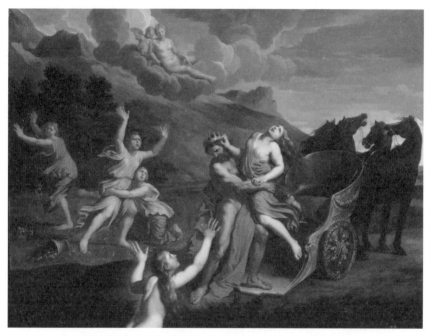

그림 14-2 페르세포네를 납치하는 하데스. 시작이 평범치 않았던 그들은 결국 성격 차이로 권태기를 맞이합니다.

치료를 위한 역할극이기에 이 극은 이미 오래된 사랑 이야기(과거의 하데스와 페르세포네가 나눴던 열정적인 사랑)이며, 얼마든지 반복될 수 있는 이야기이기도 합니다. 치료할 때까지는 계속 시도해볼 수 있으니까요.

헤르메스는 치료의 효과를 높이기 위해, 단순히 둘의 사연을 똑같이 되풀이하지 않고 약간 비틀어서 극을 만들어 줍니다. 바로 페르세포네가 오르페우스가 되며 하데스가 에우리디케가 되는 극중극의 형식을 창조한 것이죠.

이러한 의견이 황당하게 느껴질 수도 있지만, 이 극이 하데스와 페르세포네 커플의 사이코드라마라고 생각하고 보면 오히려 매끄럽게 이해되는 부분이 많습니다.

사이코드라마란 연극, 역할극, 그리고 그룹 역학(group dynamics)의 요소를 이용하는 형태의 정신치료(psychotherapy)입니다.[27] 이 기법은 1920년대에 야코브 레비 모레노(Jacob Levy Moreno)라는 정신과 의사에 의해 처음 만들어졌습니다.[28] 이후 여러 연구들이 사이코드라마가 역할에 대한 기대치 변경을 통해 치료 효과를 나타낸다는 결과를 보여주었고[29] 현재까지도 정신치료의 방법 중 하나로 활용되고 있습니다. 그럼 이 극을 사이코드라마라고 생각하면서 다시 한 번 살펴보겠습니다.

우선 오르페우스와 에우리디케의 성격 설정부터가 하데스와 페르세포네의 성별반전 형태입니다.

햇빛이 들지 않는 지하세계에서 살면서 생긴 우울증 때문에 술과 모르핀(마약류)에 탐닉하는 경향이 생겼을 수도 있지만, 페르세포네는 원래 성격 자체가 발랄하고 열정적이며 춤과 노래를 즐깁니다. 그녀가 돌아온 지상은 흡사 디오니소스의 축제나 남미의 카니발 같은 흥겨운 분위기가 가득하죠. 페르세포네는 지상에 여름과 생명력을 가져다주는 자기의 권능을 발휘하는 것을 매우 행복해하며, 그 일을 하는 동안은 지하에서 자신을 기다릴 남편을 까맣게 잊어버리는 성격입니다. 외향적이고 자유로운 영혼이라고 할 수 있죠.

오르페우스 역시 노래로 세상의 리듬을 되돌릴 수 있다고 생각하는 타고난 예술가이며, 관심사인 작사·작곡에 빠지면 자신의 아내인 에우리디케가 추위와 굶주림을 호소해도 들리지 않을 만큼 자기 자신에게 집중하는 유형입니다.

극중에서 페르세포네가 자신이 투영되어 있는 오르페우스를 이해하고 안쓰러워하는 눈빛을 보이는 것을 종종 관찰할 수 있습니다. '신들의 축복을 받은 아이'라는 이야기와 어머니(데메테르-페르세포네 VS. 뮤즈 칼리오페-오르페우스)가 강조되는 캐릭터 설정도 페르세포네와 오르페우스가 닮은꼴임을 보여줍니다.

마찬가지로 하데스는 에우리디케와 닮은꼴입니다.

페르세포네와 오르페우스가 자기들만의 자유로운 예술 세계에 취한 모습을 보일 때, 하데스와 에우리디케는 현실적인 삶의 터전을 유지하기 위해 고군분투하죠.

방향이 잘못되긴 했지만, 사랑하는 페르세포네를 소유하고 그녀를 지켜주기 위해 벽을 쌓고 공장을 만드는 하데스의 노력은 현실로 치면

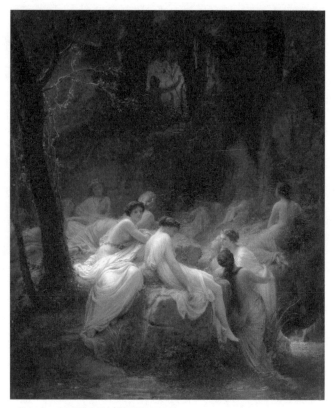

그림 14-3 오르페우스의 노래를 듣는 님프들

애정표현은 못 하지만 묵묵히 가정을 위해 일하는 가장의 모습과도 흡사합니다. 결과가 파국에 다다를 수는 있으나 딱히 악의는 없고, 페르세포네에 대한 사랑은 진심이기도 하죠.

에우리디케는 철없이 '결혼하자!'부터 외치는 오르페우스를 정신이 이상한 사람으로 생각하는 현실적인 여성입니다. 그러나 오르페우스와의 결혼 생활이 어려울 것임을 인지하고도 사랑 때문에 그와의 삶을 선택하는 사람이기도 합니다.

하데스 역시 페르세포네와 자신이 잘 맞지 않는다는 것을 알고는 있었으나 그녀에게 사랑을 고백하고 지하로 데려와서는 지켜주고 행복하게 해줄 수 있는 성을 계속 쌓았죠. 그러나 그 사랑의 방법이 페르세포네가 원한 바가 아니었기에, 페르세포네는 정신적으로 무너지고 하데스 역시 어찌할 바를 몰라 하데스타운의 요새화에만 몰두합니다.

마치 오르페우스가 만들 '기적의 노래'의 완성을 응원하며 그를 위해 장작과 먹을 것을 구하러 다니지만, 오르페우스는 감사를 표하지도 않고 그녀의 고통을 알아주지도 않아 지쳐버린 끝에 하데스타운행 기차에 올라타는 에우리디케와 비슷합니다. 하데스타운에 스스로 갇힌 하데스처럼 에우리디케도 그 견고한 성안으로 떠나버리는 것이죠.

자신의 상담기록으로 만든 사이코드라마

그러나 사랑은 희망을 가져옵니다. 페르세포네와 오르페우스 모두 사랑을 포기하지 않았기 때문이죠. 하데스타운으로 에우리디케를 데리러 오는 오르페우스의 모습은 하데스가 꿈에도 그리던 '스스로 자신을 찾아오는 페르세포네의 모습'일 것입니다. 물론 그동안 사랑의 상처 때문에 오르페우스의 모습을 한 페르세포네를 밀어내고 괴롭히고 윽박지르지만, 하데스 안의 진심인 에우리디케는 다시 사랑을 하고 싶어합니다.

페르세포네가 지상으로 떠난 6개월 동안, 사실 하데스는 이름을 잊어가며 일만 하는 에우리디케와 다르지 않았던 것이죠.

에우리디케가 계약으로 묶였다며 포기하라고 소리 지르는 하데스의 모습은 '페르세포네가 오직 자신과의 계약(저승의 석류를 먹었기에 그 개수만큼의 시간 동안 지하에 머물러야 하는)때문에 억지로 하데스타운에 돌아오는 것이 아닐까?'라는 의문에 스스로 괴로움을 느끼고 있음을 표현하는 것이기도 합니다. 그리고 진짜 계약 때문에 에우리디케를 포기해야 하나 망설이는 오르페우스는 '정말 내가 하데스를 사랑하는 것일까?'를 다시 한 번 고민하는 페르세포네의 마음의 소리이기도 하구요. 그렇기에 계약과 상관없이 에우리디케를 데리고 나가겠다는 오르페우스의 선언에 누구보다 기뻐했던 존재는 바로 하데스였을 것입니다.

하데스가 오르페우스가 부르는 노래를 듣고 자기가 불렀던 노래라며 놀라고 감동하는 모습 역시 본인들의 상담기록을 토대로 만든 사이코드라마이기에 나올 수 있는 반응일 것입니다. 아마도 페르세포네가 그 노래를 기억하고 오르페우스 역할로 불러준 것에 대한 감동이 컸던 것이겠지요.

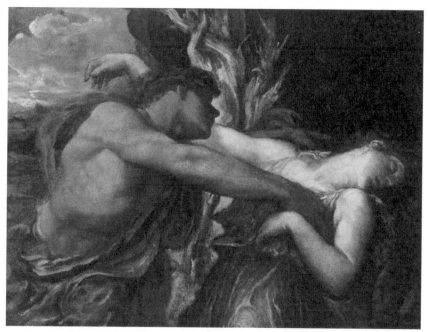

그림 14-4 이승과 저승의 경계에서 다시 헤어지게 되는 오르페우스와 에우리디케

물론 마지막 부분에 이르러서는 또다시 하데스의 트라우마가 올라옵니다. 6개월 동안 사랑하는 그녀를 만나지 않고 견뎌야 하는 자기 자신의 마음이 어떠한 것인지를 페르세포네에게 알려주고 싶어진 것이죠. 그리하여 오르페우스에게 끝도 없는 어둠 속을 에우리디케에 대한 믿음 하나로 걸어가게 만듭니다. 이러한 의심과 괴로움에 시달리는 것이 페르세포네가 없는 하데스의 마음이라고 표현하는 것이죠.

따라서 이 뮤지컬의 결말에서 오르페우스와 에우리디케가 겪게 되는 하데스타운에서의 탈출 실패는 완전한 비극이 아닙니다. 오르페우스가 느낀 고통을 페르세포네도 알게 되었고, 에우리디케가 보고 싶어서 지상을 한 발자국 남겨놓고 돌아볼 만큼, 페르세포네를 기다리는 하데스의 고통 역시 절절하다는 것을 느낄 수 있었을 테니까요.

그리하여 다시 시작되는 극의 분위기는 좀 더 밝아집니다. 치료로 인해 한결 마음이 가벼워진 하데스이자 에우리디케는 헤르메스에게 감사의 인사(헤르메스의 손을 자신의 이마에 대는 형식으로 인사합니다)를 전하고, 페르세포네는 이전보다 가벼운 발걸음으로 지상에 도착합니다. 그리고 페르세포네의 마음을 담은 오르페우스가 다시 한 번 에우리디케에게 시선을 빼앗기며 극은 마무리됩니다. 아마도 하데스와 페르세포네는 또다시 사랑을 시작하게 된 것 같습니다. 계절이 계속 순환하는 것처럼 말이죠.

맺음말

빨간 모자와 성냥팔이 소녀가 살던 유럽의 어딘가, 피라미드가 만들어지기도 전의 이집트, 드라큘라와 프랑켄슈타인 박사가 등장하는 괴이한 이야기 속, 그리고 미친 모자장수가 살고있는 이상한 나라까지, 조금은 바쁘게 이리저리 돌아다녀 보았습니다. 한곳에 진득하게 붙어있는 것도 재미있지만, 가끔 이렇게 휙휙 바뀌는 풍경 속을 뛰어다니는 여행도 지루할 틈이 없어서 또 다른 매력이 있다고 생각합니다.

물론 이번 여행이 마냥 아름답고 좋은 풍경만을 살펴보는 것은 아니었습니다. 이야기 속 주인공들이 사실은 질병이 있거나 여러 가지 의학적인 문제가 있었을지도 모른다고 생각하는 것이 유쾌하진 않으니까요.

하지만 우리 인간은 태어나 살아가는 동안 아프거나 다칠 수도 있고, 또 어찌 보면 필연적으로 죽음을 향해가는 존재입니다. 그리하여 사람이 만들어내는 모든 이야기에는 밝고 좋은 면뿐만 아니라 슬프고 힘든 부분도 투영되어 있기 마련입니다.

우리는 이번 여행에서 신화와 소설과 오페라와 동화 속 이야기의 다른 면을 들여다보았습니다. 의사의 시각에서 조금은 어두운 이야기들을 좀 더 자세하게 바라보고 분석하는 과정을 함께 했습니다. 이 과정은 마치 병원에 온 환자가 처음엔 막연히 고통을 호소하지만, 의사와 함께 이야기를 나누고 진찰을 받고 검사를 받으면서, 자신의 상태에 대한 불안과 두려움에서 벗어나 자신이 앓고 있는 병이 무엇인지를 알게 되고 적절한 치료를 통해 병이 나아가는 과정과 비슷하지요.

여러분은 저라는 수다쟁이 의사이자 가이드와 함께 많은 이야기를 탐험하고, 이야기 속 인물들을 진찰했습니다. 이 여정을 통해 이야기를 진찰하는 의사가 되신 것을 환영하며, 언젠가 또 다른 여행길에서 만날 수 있기를 기대해봅니다.

미주

__ 1부

1) 19세기 말에 발표된 "Sixth Annual Reports Bureau Statistics of Labor & Industries New Jersey"라는 문헌에서 처음으로 사용되었습니다. 당시 북아메리카 지역에 모자 공장이 많아서 이러한 사람들을 많이 관찰할 수 있었던 것 같습니다. 댄버리(Danbury)라는 지역에 공장이 많아서인지 '댄버리 쉐이크(Danbury shake)'라고도 불렀다고 합니다.

2) Did the Mad Hatter have mercury poisoning? *Br Med J* (Clin Res Ed). 1983 Dec 24. H A Waldron.

3) Jack Larkin, *Where We Worked: A Celebration Of America's Workers And The Nation They Built*. Lyons Press. p.95, 2010

4) Children at-risk: child abuse in Denmark. J Merrick, N Michelsen. 1985. *Int J Rehabil Res*. 이 논문에 따르면 1970~79년 사이에 덴마크의 수도인 코펜하겐에서 신고된 아동학대 사례는 27건이었다고 합니다.

5) Phosphorus. *The Editors of Encyclopaedia Britannica*

6) Is pharmacological, H2S-induced 'suspended animation' feasible in the ICU? P. Asfar, et al., *Critical Care*. 182 (2): 215. 2014.

7) Deep hypothermic circulatory arrest. Conolly S, Arrowsmith JE, Klein AA. Contintinuing Education in Anaesthesia Critical Care & Pain. 10 (5): 138~142. 2010.

8) Emergency preservation and resuscitation for cardiac arrest from trauma. Matthew E Kutcher, Raquel M Forsythe, Samuel A Tisherman. *Int J Surg*. 2016.

9) *Immunol Ser*. 1989; 46: 671~85. Mechanisms of phototoxicity in porphyria cutanea tarda and erythropoietic protoporphyria. H W Lim.

10) World Health Organization (2009). Epidemiology. *Global tuberculosis control: epidemiology, strategy, financing*. 6~33page.

11) "결핵발병률 10년째 OECD 1위", 〈아시아경제〉, 2010.10.8

12) 이종 장기이식에 관한 내용으로는 FDA의 다음 설명을 참조. https://www.fda.gov/vaccines-blood-biologics/xenotransplantation

13) "The Albert Szent-Gyorgyi Papers Szeged, 1931-1947: Vitamin C, Muscles, and WWII", nlm.nih.gov. U.S. National Library of Medicine.

14) Scott, Robert F. (1905). *The Voyage of the Discovery*. London: Smith, Elder & Co. p.

556.

15) M Romandini, G Baima, G Antonoglou, et al. Periodontitis, Edentulism, and Risk of Mortality: A Systematic Review with Meta-analyses. *J Dent Res*. 2021 Jan:100(1): 37~49. doi: 10.1177/0022034520952401.

16) Nadya Marouf, Wenji Cai, Khalid N Said, et al. Association between periodontitis and severity of COVID-19 infection: A case-control study. *J Clin Periodontol*. 2021 Apr: 48(4): 483~491. doi: 10.1111/jcpe.13435.

17) Ring Malvin E, editor. 2nd ed. Abradale Press: 1985. *Dentistry: an illustrated history*.

18) Celeste M Abraham. A Brief Historical Perspective on Dental Implants, Their Surface Coatings and Treatments, *Open Dent J*. 2014: 8: 50~55.

19) Greenfield EJ. Implantation of artificial crown and bridge abutments. 1913. *Int J Oral Implantol*. 1991: 7(2): 63~8. Linkow LI, Dorfman JD. Implantology in dentistry. A brief historical perspective. *N Y State Dent J*. 1991 Jun-Jul: 57(6):31-5. *N Y State Dent J*. 1991 Jun-Jul: 57(6):31~5.

20) Conan Doyle, Arthur (Author), Lellenberg, Jon (Editor), Stashower, Daniel (Editor) (2012). *Dangerous Work: Diary of an Arctic Adventure*. University of Chicago Press. Owen Dudley Edwards, "Doyle, Sir Arthur Ignatius Conan(1859~1930)", *Oxford Dictionary of National Biography*, Oxford University Press, 2004.

21) Available at the Edinburgh Research Archive Archived 11 November 2007 at the Wayback Machine.

22) Hume, Robert(4 November 2011). "Fiction imitates real life in a case of true inspiration", *Irish Examiner*.

23) Memories and Adventures(1923)

24) 초록색 지붕집은 관광 홈페이지에도 등장합니다. https://www.tourismpei.com/what-to-do/anne-of-green-gables

25) Booth, J (1977). A short history of blood pressure measurement. *Proceedings of the Royal Society of Medicine*. 70 (11): 793~9.

26) Clarke SF, Foster JR. A history of blood glucose meters and their role in self-monitoring of diabetes mellitus. *Br J Biomed Sci*. 2012: 69(2): 83~93.

27) Bruenn HG: Clinical notes on the illness and death of President Franklin D. Roosevelt. *Ann Int Med* 1970: 72: 579~591.

28) Marvin Moser, Evolution of the Treatment of Hypertension From the 1940s to JNC V. *American Journal of Hypertension*, Volume 10, Issue S1, March 1997, Pages 2S – 8S

29) N Marsh, A Marsh. A short history of nitroglycerine and nitric oxide in pharmacology and physiology. *Clin Exp Pharmacol Physiol*. 2000 Apr: 27(4): 313-9. doi: 10.1046/j.1440-1681.2000.03240.x.

30) Miner J, Hoffines A. The discovery of aspirin's antithrombotic effects. *Tex Heart Inst J.* 2007: 34(2): 179~86.

31) Janet M. Torpy, et al. Acute Emotional Stress and the Heart JAMA. 2007: 298(3): 360. doi:10.1001/jama.286.3.374

32) Hollingham, Richard. *Blood and Guts: A History of Surgery.* New York: St Martin's Press, 2008

33) Barber-Surgeons in Military Surgery and Occupational Health in Finland, 1324 – 1944. Jarmo Kuronen, Jarmo Heikkinen. *Military Medicine*, Volume 184, Issue 1-2, January-February 2019, Pages 14~21

34) Mitchell B Liester. Personality changes following heart transplantation: The role of cellular memory. *Med Hypotheses.* 2020 Feb:135:109468.

35) Yoram Inspector, Ilan Kutz, Daniel David. Another person's heart: magical and rational thinking in the psychological adaptation to heart transplantation. *Isr J Psychiatry Relat Sci.* 2004: 41(3): 161~73.

36) Thomas H Leung, George Cotsarelis. Cellular Memories – More Than Skin Deep. N *Engl J Med.* 2022 Feb 24: 386(8): 793~795.

37) Moreno-Küstner B, Martín C, Pastor L. Prevalence of psychotic disorders and its association with methodological issues. A systematic review and meta-analyses. *PLoS One.* 2018: 13(4)/2. Cannon M, Jones P (1996). Schizophrenia. *J Neurol Neurosurg Psychiatry*, 60, 604~13.

38) Pirjo Mäki, Juha Veijola, et al. Predictors of schizophrenia—a review. *British Medical Bulletin*, Volume 73-74, Issue 1, 2005, Pages 1~15

___ 2부

1) 2018년 *Nutrients*에 발표된 논문 "Brain Health across the Lifespan: A Systematic Review on the Role of Omega-3 Fatty Acid Supplements"에는 어린 시절 오메가 지방산을 충분히 섭취한 어린이들에게서 인지기능 발달이 관찰된다는 내용이 있습니다.

2) Finger or thumb sucking. New interpretations and therapeutic implications. *Minerva Pediatrica* 2015 August: 67(4): 285~97.

3) Fisetin: A Dietary Antioxidant for Health Promotion. 2013. Naghma Khan, et al., Antioxid Redox Signal.

4) Fisetin is a senotherapeutic that extends health and lifespan. 2018. Matthew J Yousefzadeh, et al., EBioMedicine.

5) A Wild Wolf Attack and Its Unfortunate Outcome: Rabies and Death. Süha Türkmen, MD, et al., *WILDERNESS & ENVIRONMENTAL MEDICINE*, 23, 248~250 (2012).

6) A comparison of bitemark injuries between fatal wolf and domestic dog attacks. J K

Wong et al., *J Forensic Odontostomatol*. 1999 Jun: 17(1): 10~5.

7) Systemic Lupus Erythematosus. Eleftherios Pelechas, et al., *Illustrated Handbook of Rheumatic and Musculo-Skeletal Diseases* pp. 141~166. 2018.

8) The history of lupus erythematosus. From Hippocrates to Osler. CD Smith, M Cyr. *Rheum Dis Clin North Am*. 1988 Apr: 14(1): 1~14.

9) http://www.monews.co.kr/news/articleView.html?idxno=427932

10) Deshane J, Garner CC, Sontheimer H (February 2003). "Chlorotoxin inhibits glioma cell invasion via matrix metalloproteinase-2". J. Biol. Chem. 278 (6): 4135~44.

11) James Hastings, *A Dictionary of the Bible*. Volume III (Part I: Kir-Nympha), 2004

12) Paul Christian, *The History and Practice of Magic*. 402~403, 1963

13) Hansen, Harold A. *The Witch's Garden* pub. Unity Press 1978

14) The Bible, King James Version, Genesis 30:14 – 16

15) Jiménez-Mejías, M.E.: Montaño-Díaz, M.: López Pardo, F.: Campos Jiménez, E.: Martín Cordero, M.C.: Ayuso González, M.J. & González de la Puente, M.A. (1990-11-24). "Intoxicación atropínica por Mandragora autumnalis: descripción de quince casos [Atropine poisoning by Mandragora autumnalis: a report of 15 cases]". *Medicina Clínica*. 95 (18): 689~692.

16) Diagnostic Criteria for Dementia with Lewy Bodies: Updates and Future Directions. Masahito Yamada et al., *J Mov Disord* 2020: 13(1): 1-10.

17) REM Sleep Behavior Disorder (RBD) in Dementia with Lewy Bodies (DLB). Po-Chi Chan et al., *Behav Neurol*. 2018: 2018: 9421098.

18) Gosheger G, Hardes J, Ahrens H, Streitburger A, Buerger H, Erren M, et al. Silver-coated megaendoprostheses in a rabbit modeldan analysis of the infection rate and toxicological side effects. *Biomaterials* 2004: 25: 5547e56. Hardes J, Ahrens H, Gebert C, Streitbuerger A, Buerger H, Erren M, et al. Lack of toxicological side-effects in silver-coated megaprostheses in humans. *Biomaterials* 2007: 28: 2869e75.

19) Curr Probl Dermatol. 2006:33:17-34. doi: 10.1159/000093928. Silver in health care: antimicrobial effects and safety in use. Alan B G Lansdown. Biometals. 2013 Aug: 26(4): 609~21. doi: 10.1007/s10534-013-9645-z. Epub 2013 Jun 15. Antimicrobial silver: uses, toxicity and potential for resistance. Kristel Mijnendonckx, Natalie Leys, Jacques Mahillon, Simon Silver, Rob Van Houdt.

20) J Arthroplasty. 2017 Jul: 32(7): 2208-2213. doi: 10.1016/j.arth.2017.02.054. Epub 2017 Mar 1. Silver-Coated Megaprosthesis of the Proximal Tibia in Patients With Sarcoma. Jendrik Hardes, Marcel P Henrichs, Gregor Hauschild, et al.

21) http://times.postech.ac.kr/news/articleView.html?idxno=7372. "유사장기

(Organoid) 개발을 통한 성체줄기세포의 활용", 〈포항공대신문〉

22) "MMR Vaccination What You Should Know Measles, Mumps, Rubella", CDC. "Addressing misconceptions on measles vaccination", *European Centre for Disease Prevention and Control*.

23) *Lancet*. 2015 Jun 6: 385(9984): 2297~307. doi: 10.1016/S0140-6736(14)60539-0. Epub 2015 Jan 8. Rubella. Nathaniel Lambert, et al

24) *Lancet*. 2015 Jun 6: 385(9984): 2297~307. doi: 10.1016/S0140-6736(14)60539-0. Epub 2015 Jan 8. Rubella. Nathaniel Lambert, et al.

25) *Prenat Diagn*. 2014 Dec: 34(13): 1246~53. doi: 10.1002/pd.4467. Epub 2014 Sep 16. Rubella and pregnancy: diagnosis, management and outcomes. Elise Bouthry, et al. Congenital Rubella. Samarth Shukla and Nizar F. Maraqa. In: StatPearls [Internet]. Treasure Island (FL): StatPearls Publishing: 2022 Jan. 2021 Aug 13.

26) Atkinson, William (2011). *Epidemiology and Prevention of Vaccine-Preventable Diseases* 12판. Public Health Foundation. 301~323.

27) Karp M, Holmes P, Tauvon KB (1998), *The Handbook of Psychodrama*. London: Psychology Press.

28) von Ameln F, Becker-Ebel J. Therapeutic factors in psychodrama. In: *Fundamentals of Psychodrama*. Singapore: Springer; 2020. p. 307 – 25.

29) Mengyu Lim, Alessandro Carollo, et al., Surveying 80 Years of Psychodrama Research: A Scientometric Review. *Front Psychiatry*. 2021; 12: 780542.

그림 출처

___ 1부. 세기의 그림자

그림 1-1　위키피디아(https://en.wikipedia.org/wiki/Hatter_(Alice%27s_Adventures_in_Wonderland)

그림 1-2　https://connecticuthistory.org/ending-the-danbury-shakes-a-story-of-workers-rights-and-corporate-responsibility/

그림 2-1　위키피디아(https://en.wikipedia.org/wiki/Adaptations_of_Strange_Case_of_Dr._Jekyll_and_Mr._Hyde)

그림 2-2　위키피디아(https://en.wikipedia.org/wiki/William_Brodie)

그림 3-1　위키피디아(https://en.wikipedia.org/wiki/Hans_Christian_Andersen)

그림 3-2　위키피디아(https://en.wikipedia.org/wiki/Vitus)

그림 4-1　위키피디아(https://en.wikipedia.org/wiki/The_Little_Match_Girl)

그림 4-2　위키피디아(https://en.wikipedia.org/wiki/Hennig_Brand)

그림 5-1　위키피디아(https://de.wikipedia.org/wiki/Schneewittchen)

그림 5-2　위키피디아(https://de.wikipedia.org/wiki/Schneewittchen)

그림 6-1　위키피디아(https://en.wikipedia.org/wiki/Justinian_I)

그림 6-2　위키피디아(https://en.wikipedia.org/wiki/Dracula)

그림 7-1　위키피디아(https://en.wikipedia.org/wiki/La_traviata)

그림 7-2　위키피디아(https://en.wikipedia.org/wiki/Marie_Duplessis)

그림 7-3　위키피디아(https://en.wikipedia.org/wiki/The_Sick_Child_(Munch))

그림 8-1　위키피디아(https://en.wikipedia.org/wiki/Frankenstein_in_popular_culture)

그림 8-2　위키피디아(https://en.wikipedia.org/wiki/Luigi_Galvani)

그림 9-1　위키피디아(https://en.wikipedia.org/wiki/Victor_Hugo)

그림 9-2　위키미디어(https://commons.wikimedia.org/wiki/File:The_country_tooth_drawer_Wellcome_M0019457.jpg)

그림 9-3　https://www.ancient-origins.net/news-history-archaeology/

archaeologists-discover-2300-year-old-dental-implant-iron-age-burial

그림 10-1 위키피디아(https://en.wikipedia.org/wiki/A_Study_in_Scarlet)

그림 10-2 위키피디아(https://en.wikipedia.org/wiki/Luminol)

그림 11-1 위키피디아(https://en.wikipedia.org/wiki/Louisa_May_Alcott)

그림 12-1 위키피디아(https://en.wikipedia.org/wiki/Anne_of_Green_Gables)

그림 12-2 위키피디아(https://en.wikipedia.org/wiki/Anne_of_Green_Gables)

그림 12-3 위키피디아(https://en.wikipedia.org/wiki/Anne_of_Green_Gables)

그림 12-4 위키피디아(https://en.wikipedia.org/wiki/Samuel_Siegfried_Karl_von_Basch)

위키피디아(https://en.wikipedia.org/wiki/Nikolai_Korotkov)

그림 13-1 위키피디아(https://de.wikipedia.org/wiki/Die_drei_Feldscherer)

그림 13-2 위키미디어(https://commons.wikimedia.org/wiki/File:F_A_Maulbertsch_Quacksalber.jpg)

그림 13-3 위키피디아(https://en.wikipedia.org/wiki/Book_of_the_Dead)

그림 14-1 위키피디아(https://en.wikipedia.org/wiki/Edgar_Allan_Poe)

그림 14-2 위키피디아(https://en.wikipedia.org/wiki/Charles_II_of_Spain)

__ 2부. 오래된 현재

그림 1-1 위키피이다(https://en.wikipedia.org/wiki/Undine_(novella))

그림 1-2 위키피디아(https://en.wikipedia.org/wiki/Paracelsus)

그림 2-1 위키피디아(https://en.wikipedia.org/wiki/Fionn_mac_Cumhaill)

그림 2-2 위키피디아(https://en.wikipedia.org/wiki/Salmon_of_Knowledge)

그림 3-1 위키피디아(https://en.wikipedia.org/wiki/J._Doyle_Penrose)

그림 4-1 위키미디어(https://commons.wikimedia.org/wiki/File:Leighton-Tristan_and_Isolde-1902.jpg)

그림 4-2 위키미디어(https://commons.wikimedia.org/wiki/File:Rogelio_de_Egusquiza_-_Tristan_and_Isolt_(Death)_-_Google_Art_Project.jpg)

그림 5-1 위키피디아(https://fr.wikipedia.org/wiki/Le_Petit_Chaperon_rouge)

그림 5-2   위키피디아(https://en.wikipedia.org/wiki/Pierre_Louis_Alph%C3%A9e_ Cazenave)

그림 6-1   위키피디아(https://en.wikipedia.org/wiki/Garnet)

그림 7-1   https://egyptianmuseum.org/deities-geb

그림 7-2   위키피디아(https://en.wikipedia.org/wiki/Set_(deity))

그림 8-1   위키피디아(https://en.wikipedia.org/wiki/Heinrich_Schwemminger)

그림 8-2   위키피디아(https://en.wikipedia.org/wiki/Orestes_Pursued_by_the_Furies)

그림 9-1   위키피디아(https://en.wikipedia.org/wiki/Mandrake)

그림 10-1   위키피디아(https://en.wikipedia.org/wiki/Don_Quixote)

그림 10-2   위키피디아(https://en.wikipedia.org/wiki/Don_Quixote)

그림 11-1   위키미디어(https://commons.wikimedia.org/wiki/File:Riders_of_th_Sidhe_ (big).jpg)

그림 11-2   위키피디아(https://en.wikipedia.org/wiki/Organoid)

그림 12-1   위키미디어(https://commons.wikimedia.org/wiki/File:Pied_piper.jpg)

그림 13-1   위키피디아(https://en.wikipedia.org/wiki/John_William_Waterhouse)

그림 13-2   위키피디아(https://fr.wikipedia.org/wiki/La_Madone_Pasadena)

그림 14-1   위키피디아(https://en.wikipedia.org/wiki/Greek_drachma)

그림 14-2   위키미디어(https://commons.wikimedia.org/wiki/File:The_Rape_of_ Proserpina_-_Nicolas_MIGNARD.jpg)

그리 14-3   위키피디아(https://en.wikipedia.org/wiki/Orpheus)

그림 14-4   위키피디아(https://en.wikipedia.org/wiki/George_Frederic_Watts)

이상한 나라의 모자장수는 왜 미쳤을까

2022년 12월 24일 1판 1쇄 발행
2024년   3월   1일 1판 4쇄 발행

지은이   유수연
펴낸이   박래선
펴낸곳   에이도스출판사
출판신고   제2023-000068호
주소   서울시 은평구 수색로 200, 103-102
팩스   0303-3444-4479
이메일   eidospub.co@gmail.com
페이스북   facebook.com/eidospublishing
인스타그램   instagram.com/eidos_book
블로그   https://eidospub.blog.me/
표지 디자인   공중정원
본문 디자인   개밥바라기

ISBN 979-11-85415-52-9   03510

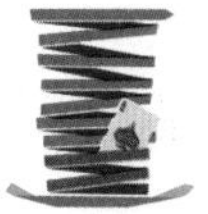